名医讲堂

尿路结石 200 问

主编 彭波 王光春 耿和

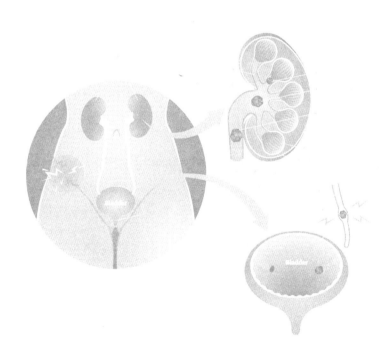

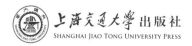
上海交通大学出版社
SHANGHAI JIAO TONG UNIVERSITY PRESS

内容提要

尿路结石是一种常见病和多发病,具有起病急、发病率高、危害大和复发率高等特点。尿路结石的治疗已从传统的开刀时代进入目前的微创时代,但是微创并不代表没有创伤。本书详细讲述了各种尿路结石微创手术的适应证、术前准备流程、手术并发症和随访复查方案等。此外,本书还详细阐述了基于不同结石成分所致尿路结石复发的预防和生活指导,真正做到对疾病的"防""治"结合。本书可供尿路结石患者阅读参考。

图书在版编目(CIP)数据

尿路结石 200 问/彭波,王光春,耿和主编.—上海:
上海交通大学出版社,2021
(名医讲堂)
ISBN 978 - 7 - 313 - 24685 - 1

Ⅰ.①尿…　Ⅱ.①彭…②王…③耿…　Ⅲ.①尿结石-
诊疗-问题解答　Ⅳ.①R691.4 - 44

中国版本图书馆 CIP 数据核字(2021)第 048772 号

名医讲堂——尿路结石 200 问
MINGYI JIANGTANG —— NIAOLU JIESHI 200 WEN

主　　编:彭　波　王光春　耿　和
出版发行:上海交通大学出版社　　　　地　　址:上海市番禺路 951 号
邮政编码:200030　　　　　　　　　　电　　话:021 - 64071208
印　　制:苏州市越洋印刷有限公司　　经　　销:全国新华书店
开　　本:880mm×1230mm　1/32　　　印　　张:6.75
字　　数:152 千字
版　　次:2021 年 5 月第 1 版　　　　　印　　次:2021 年 5 月第 1 次印刷
书　　号:ISBN 978 - 7 - 313 - 24685 - 1
定　　价:48.00 元

编 委 会

主　审　郑军华

主　编　彭　波　　王光春　　耿　和

副主编　吴宗林　　朱正涛

编　委　彭　波　同济大学附属第十人民医院泌尿外科　　主任医师/教授

　　　　吴宗林　同济大学附属普陀人民医院泌尿外科　　主任医师

　　　　耿　和　同济大学附属普陀人民医院泌尿外科　　副主任医师

　　　　王光春　同济大学附属第十人民医院泌尿外科　　副主任医师

　　　　张海民　同济大学附属第十人民医院泌尿外科　　副主任医师

　　　　罗　明　同济大学附属第十人民医院泌尿外科　　副主任医师

　　　　黄建华　同济大学附属第十人民医院泌尿外科　　副主任医师

　　　　郭长城　同济大学附属第十人民医院泌尿外科　　副主任医师

　　　　俞家顺　上海市浦南医院泌尿外科　副主任医师

　　　　刘　翔　同济大学附属普陀人民医院泌尿外科　　副主任医师

　　　　朱正涛　苏州市光福人民医院　副主任医师

　　　　倪菊明　苏州市光福人民医院　副主任医师

　　　　蔡　翼　苏州市光福人民医院　副主任医师

　　　　唐文龙　云南省临沧市人民医院泌尿外科　副主任医师

　　　　张　涛　同济大学附属普陀人民医院泌尿外科　　主治医师

　　　　施华娟　同济大学附属普陀人民医院泌尿外科　　主治医师

　　　　王可屹　同济大学附属第十人民医院泌尿外科　　医师

　　　　侍　恒　同济大学附属第十人民医院泌尿外科　　医师

殷　雷　同济大学附属第十人民医院泌尿外科　医师
杨光灿　同济大学附属第十人民医院泌尿外科　医师
谢金波　同济大学附属第十人民医院泌尿外科　医师
王一地　同济大学附属第十人民医院泌尿外科　医师
张一帆　同济大学附属第十人民医院泌尿外科　医师
李伟一　同济大学附属第十人民医院泌尿外科　医师
张厚亮　同济大学附属第十人民医院泌尿外科　医师
倪金良　同济大学附属第十人民医院泌尿外科　医师
谢　俊　同济大学附属第十人民医院泌尿外科　医师
田长秀　同济大学附属第十人民医院泌尿外科　医师
邹珠奇　同济大学附属第十人民医院泌尿外科　护师
胡阳辉　同济大学附属第十人民医院泌尿外科　护师
周婷婷　同济大学附属第十人民医院泌尿外科　护师
王　芳　同济大学附属第十人民医院泌尿外科　护师

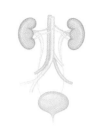

序　一

　　尿路结石是泌尿外科门急诊中的常见病和多发病,具有发病率高、危害大和复发率高等三大特点。我国是世界上尿路结石三大高发地区之一,整体发病率达 5%～7%,南方个别地区发病率甚至高达 11.1%。我国尿路结石患病人群近 1 亿,总量十分巨大。尿路结石除了引起剧烈难忍的肾绞痛外,还会导致输尿管狭窄、感染性休克、肾功能衰竭等严重并发症。因此,尿路结石的危害巨大。部分严重患者由于治疗不及时,常会引发肾功能衰竭、尿毒症,需要长期血液透析,导致劳动能力丧失。尿路结石患者如未采取有效的防治措施,5 年复发率高达 50%,终身复发率接近 100%。随着现代快节奏的生活方式,导致肥胖、缺乏运动、代谢性疾病等问题更为突出。尿路结石发病率在各年龄人群还在呈现逐年增加的趋势。由于尿路结石如此高的发病率、复发率以及严重的危害性,迫切需要对广大百姓和患者就尿路结石的预防和治疗进行系统科普教育,以最大限度地降低尿路结石的发生率和复发率,减轻尿路结石的危害。

　　彭波教授团队长期从事泌尿外科临床工作,尤其擅长尿路结石的诊治,对肾结石、输尿管结石、膀胱结石和尿道结石的微创个体化治疗有着丰富的经验。在长期的临床工作及与患者的交流沟通中,对尿路结石患者在诊治过程中的所想、所需和所虑

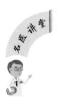

都有深入的了解。针对这些患者广泛关注的问题和顾虑,彭波教授团队组织了一批经验丰富的临床专家,编写了这本针对尿路结石患者的科普图书《名医讲堂——尿路结石 200 问》,相信本书一定能满足广大尿路结石患者对结石预防和诊治知识的需求,为结石患者带来福音。

《名医讲堂——尿路结石 200 问》总结了彭波教授团队 20 余年的临床诊治经验和心得体会,针对尿路结石患者所关心和顾虑的问题,运用专业知识,结合国内外临床诊疗指南和最新研究结果,通俗易懂地讲解了肾结石、输尿管结石、膀胱结石和尿道结石的形成原因、临床表现、危害、治疗和预防知识。该书通俗易懂、图文并茂、科学严谨,具有科普图书的传播性、通俗性和科学性。

由衷地祝贺《名医讲堂——尿路结石 200 问》出版,并热忱地向广大尿路结石患者推荐该书,也希望彭波教授团队再接再厉,为尿路结石的防治和科普教育、为广大家庭的和谐健康做出更大的贡献。

李　虹

四川大学原常务副校长、中华泌尿外科分会副主任委员

2020 年 10 月

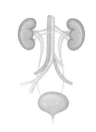

序　二

　　尿路结石是严重危害百姓健康的常见病和多发病,发病率高,患病总人数大,如未得到及时有效的治疗,常常引起输尿管狭窄、肾盂积水、肾功能衰竭等严重危害,我们常称尿路结石为小结石、大危害。此外,尿路结石具有起病急的特点,俗话常说"病急容易乱投医",生病时患者往往陷于恐慌和无助的情绪之中,对事物的认知和辨别能力会下降。在网络高度发达的今天,信息量呈爆炸式增长,人们在享受便捷地获取信息的同时,也为如何迅速有效地甄别、选择自己需要的信息而困惑。尿路结石患者由于受到突发病痛的剧烈折磨,往往急于缓解疼痛症状,而不重视结石本身的治疗。这种治标不治本的治疗选择容易引起输尿管狭窄和肾功能衰竭等严重并发症,也容易被不良医疗机构所利用,让患者接受一些无效的治疗,从而贻误病情,也增加了医疗费用。

　　为此,我院泌尿外科彭波教授带领其团队撰写了这本科学实用、通俗易懂的尿路结石科普著作,以期更好地为尿路结石患者提供专业、实用的相关防治知识,解决广大患者从海量网络信息中甄别筛选尿路结石防治信息的难题,适应互联网时代患者就医和疾病防治知识学习的需求。

　　彭波教授20余年工作于临床一线,始终聚焦于尿路结石等

疾病的微创治疗和预防,显著提高了我院尿路结石微创化诊疗水平,使我院尿路结石患者术后输尿管狭窄、肾功能丢失等并发症发生率和结石复发率远低于国内平均水平。"十年磨一剑,砺得梅花香。"彭波教授在上海较早开展了超微经皮肾镜碎石术、输尿管软镜下钬激光碎石术、严重胸廓畸形患者经皮肾镜碎石术等一系列高难度标志性手术,在尿路结石诊疗领域获得了患者和同行的广泛认可。与此同时,彭波教授还十分重视疾病的科普教育工作,在《新闻晨报》《上海老年报》《新民晚报》等新闻媒体和网络平台发表科普文章近 100 篇,主编科普著作 2 部,获得 2019 年上海科普教育创新奖二等奖和 2016 年上海市科普教育创新奖三等奖,培养了一支泌尿外科常见疾病科普团队,开展了富有特色和成就的科普工作。

基于彭波教授团队丰富的临床工作和科普教育经验,我相信本书必定是一本集科学性、实用性、便捷性于一体的科普著作,一定能提高尿路结石患者对疾病的病理、生理、诊疗、预后和预防等的全面认识,缓解尿路结石患者对疾病诊疗和预防的困惑、顾虑和担忧。

同济大学附属第十人民医院党委书记
"一带一路"国际联合实验室主任
同济大学整合医学发展研究院院长
上海市医师协会整合医学分会会长

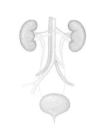

前　言

　　我国地域辽阔，人口众多，地区之间经济发展水平差别巨大，医疗资源地区分布不均衡，医疗质量也良莠不齐，同时随着老龄化进程的加快，导致就医人群呈现快速增长，供需失衡导致了我国目前就医难、就医体验差的现状。如何解开这一死结，医学健康科普教育应是有效的解决途径之一。通俗易懂、科学规范的科普教育可以极大地增加患者的疾病防治知识，避免病情贻误，减少无效就医和重复就医，提高看病效率和就医体验，并节省医疗资源和经济支出。同时，规范严谨的科普宣传还能提高卫生防治知识，对虚假医药广告和诈骗起到遏制作用，具有重要的社会效益和经济效益。

　　科普教育属于二级预防。二级预防的目标是对疾病的早期发现、早期诊断和早期治疗，以期获得最佳的疗效和预后。《黄帝内经》曰"上医治未病，中医治欲病，下医治已病"，很早就阐述了疾病预防的价值远大于治疗的价值。强调疾病防治不仅能减少发病率，提高疗效，减少并发症，还能节省医疗支出，缓解目前医保快速增加的财政压力。

　　尿路结石是一种常见病和多发病，会引起肾绞痛、肾积水、肾功能衰竭、重症感染等严重危害，具有起病急、危害大的特点，且复发率高，给广大患者带来了巨大的痛苦和反复对机体的损

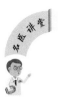

害,并产生了大量的医疗费用。因此,本书以患者关心的临床问题为导向,采用问答式将尿路结石的病因、诱发因素、临床表现、症状、诊断、药物治疗、手术治疗、并发症、疗效、复查随访及复发预防等患者常见问题通俗易懂地予以准确回答,可方便普通读者快捷、准确、科学地了解疾病知识,从而指导患者及时就诊和科学治疗,以最小的经济代价获得最佳的治疗效果。

为了达到最佳的科普教育效果,我们组织了一批经验丰富的临床专家,将患者对尿路结石所想、所需、所虑的重要问题一一详尽阐述。我们相信,阅读本书不仅能让广大尿路结石患者获益,还能让普通健康人群正确认识尿路结石,从而预防并远离尿路结石。

编者

2020 年 8 月

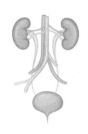

目　录

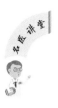

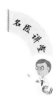

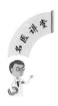

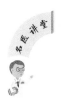

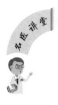

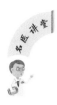
第六章 尿路结石的预防⋯⋯⋯⋯⋯⋯⋯⋯⋯⋯⋯⋯⋯⋯166

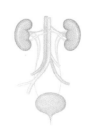

第一章
概　述

　　一般来说，尿路包括肾脏、输尿管、膀胱和尿道。因此，尿路结石就是指在泌尿系统腔道内形成的结石，通常是指肾结石、输尿管结石、膀胱结石以及尿道结石（见图1－1）。

　　在男性附属性腺前列腺及精囊腺内也可形成结石。从严格意义上讲，前列腺结石和精囊结石的形成机制、性质等都与尿路

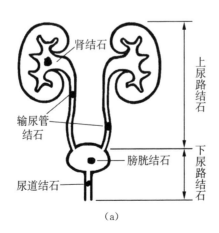

（a）

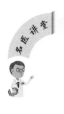

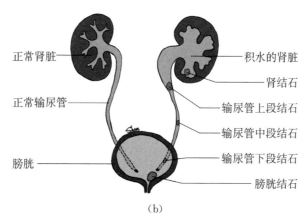

（b）

图 1-1　尿路结石分布示意图

结石不同,但是这些部位的结石可能会引发相关的泌尿系统的症状,因此也顺便做一简介。

（1）前列腺结石:是指在前列腺导管和前列腺腺泡内形成的结石,十分常见。男性 20～30 岁就可以出现前列腺结石,但前列腺结石发病的高峰年龄在 50 岁。绝大多数前列腺结石没有任何临床症状,不需要进行治疗。少数患者前列腺结石可以引发慢性前列腺炎。

（2）精囊结石:原发性精囊结石十分罕见,截止到 2016 年年底,文献报道的精囊结石仅 213 例。其主要的临床症状有血精、射精痛、会阴部和睾丸疼痛等,也可以引起尿频、尿痛、尿急等下尿路症状,有些患者可以导致不育及勃起功能障碍。

2.　尿路结石的分类有哪些

根据不同的分类标准,对尿路结石可进行如下分类(见图 1-2)。

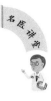

类型 \ 特点	草酸钙结石	磷酸、碳酸钙，磷酸镁铵结石	尿酸结石	胱氨酸结石
质地	硬	易碎	硬	坚实
表面	粗糙	粗糙	光滑	光滑蜡样
形状	桑葚样	鹿角形	颗粒样	不规则
颜色	棕褐色	灰白、黄色	黄色	淡黄色
平片	易显影	多层现象	不显影	不显影

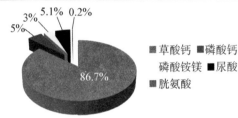

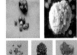 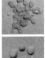

含钙结石　　尿酸结石　胱氨酸结石　　　　　感染性结石

图 1-2　尿路结石特点及分类

（1）按照结石的部位分类：分为上尿路结石和下尿路结石。上尿路结石是指肾结石和输尿管结石，下尿路结石是指膀胱结石和尿道结石。

（2）按照病因分类：分为代谢性结石、感染性结石、药物性结石和特发性结石。

（3）按晶体成分分类：分为含钙结石和非含钙结石。

（4）按 X 线是否显影分类：分为 X 线阳性结石和 X 线阴性结石。

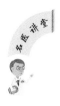
3. 尿路结石的形成原因有哪些

结石的形成原因十分复发,但基本遵循尿过饱和—晶核形成—晶体生长—晶体聚集—晶体滞留—结石形成的基本过程。

影响尿路结石形成的原因有很多,性别、种族、年龄、地理环境、气候、职业、代谢状况以及水的摄入等对结石的形成有很大的影响,可以将引起尿路结石的病因分为**内在因素和外在因素**。

内在因素包括遗传、营养水平、体内代谢异常、尿路梗阻和尿路感染等,其中体内代谢异常、尿路梗阻和尿路感染是三大主要因素。

1)代谢异常

代谢异常主要包括高钙尿、高草酸尿、高尿酸尿及低枸橼酸尿等,俗称"三高一低"。

(1)形成结石物质排出过多:尿液中钙、草酸、尿酸排出量增加。长期卧床,甲状旁腺功能亢进(再吸收性高尿钙症),特发性高尿钙症(吸收性高尿钙症—肠道吸收钙增多或肾性高尿钙症—肾小管再吸收钙减少),其他代谢异常及肾小管酸中毒等,均可使尿钙排出增加。痛风、尿持续酸性、慢性腹泻及噻嗪类利尿剂均可使尿酸排出增加,内源性合成草酸增加或肠道吸收草酸增加,可引起高草酸尿症。

(2)尿酸性降低,pH值增高,矿物质溶解度下降,结晶成分增加。

(3)尿量减少,使盐类和有机物质的浓度增高。

(4)尿中抑制晶体形成物质含量减少,如枸橼酸、焦磷酸盐、镁、酸性黏多糖及某些微量元素等。

2）尿路梗阻

肾盂输尿管连接部狭窄、巨输尿管、输尿管末端囊性扩张、前列腺增生、尿道狭窄、肾盏盏颈狭窄等先天性或继发性解剖结构异常,导致晶体或基质在引流较差部位沉积,尿液滞留继发尿路感染,有利于结石形成。

3）尿路感染

持续性尿路感染也是形成结石的重要原因之一。在引起尿路感染的病原体中,约有 1/3 是由产生脲酶的微生物（真菌、细菌、支原体）所致,但主要是细菌,最常见的是变形杆菌属、克雷伯杆菌属、假单胞菌属和葡萄球菌属。虽然大肠埃希菌属是最常见的尿路感染致病菌,但仅约 1.4% 大肠埃希菌能够产生脲酶,故其不是导致感染性结石的主要致病菌。据各项试验及研究表明,感染性结石生长迅速,具有成石快的特点,最快者 4～6 周可充满整个集尿系统,形成困惑临床治疗的鹿角型结石。因此,一旦发生尿路感染,应及时治疗,避免反复发作、发展。

感染性结石多发生于女性尿路感染的患者、糖尿病患者、神经源性膀胱患者及其他体弱易反复尿路感染的患者。而且,感染性结石大多发生在肾脏,很少发生在输尿管,发生在膀胱者多与患者尿路梗阻、神经源性膀胱和长期留置尿管有关。

外在因素包括自然和社会环境因素。

社会经济的发展对尿路结石的形成有着深刻的影响。在第二次世界大战时,上尿路结石发病率降低,而其间隙期间以及近 40 年来发病率却大大上升,提示与经济收入和饮食结构变化有关。经济落后的贫困地区以下尿路结石为主,而经济富裕的地区则以上尿路结石为主。实验证明,饮食中动物蛋白、精制糖增多,纤维素减少,促使上尿路结石形成。大量饮水使尿液稀释,

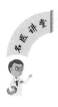

能减少尿中晶体形成。在我国,随着人们生活水平的提高,上尿路结石的发病率也有增加的趋势。

一般来讲,尿路结石很少发生在 20 岁之前,其发病的高峰年龄位于 40～60 岁。男性结石的发病率和患病率均高于女性。最新的数据表明,我国男性的结石患病率是女性结石患病率的 2～3 倍。另外,在天气炎热、干燥气候的地区结石的发病较高,美国、大不列颠岛、斯堪的纳维亚半岛、地中海沿岸国家、澳大利亚北部、欧洲中部、马来半岛以及中国结石发病率较高。环境温度也影响尿路结石的形成,环境温度越高,结石形成的可能性越大。

4. 尿路结石的流行病学特点有哪些

一生中患尿路结石的可能性为 1％～15％,尿路结石的患病率与年龄、性别、种族、地理环境以及营养水平等有关。中国自改革开放以来,肾结石的患病率由改革开放时的 4％上升到了目前的 6％,中国的南部地区结石的患病率为 5.5％～11.6％,而北部地区结石的患病率为 2.6％～7.2％。全球范围内尿路结石的发病率有逐年增加的趋势,在 1965 年,结石的发病率为 54.2/100 000,而 2005 年结石的发病率为 114.3/100 000。1965 年,男性尿路结石发病的高峰年龄为 20～49 岁,而到 2005 年则为 30～69 岁;1965 年,女性尿路结石发病的高峰年龄为 20～29 岁,而到 2005 年则为 50～79 岁。尿液中各种物质的含量及相互作用影响着肾结石的形成,而营养水平和饮食成分可影响尿液中物质的浓度。研究表明高蛋白饮食可引起尿钙和尿酸含量增加以及枸橼酸盐的减少,从而有利于含钙结石和尿酸结石的形成。种族上,从发病率由高到低依次为白种人、拉丁族人、亚洲人及非裔美国人。此外,尿路结石发病率增高的另一重要原因可能与影像学的进步导致筛查出更多无症状的尿路结石有关。

5. 尿路结石真的重男轻女吗

我国尿路结石患者中性别差异较为明显,多发于中年男性,男女患病比为(2~3):1,在特发性结石中更高达(4~5):1。而美国尿路结石男女患病差异正在逐渐减小,由1997年的1.7:1降低到2002年的1.3:1。

尿路结石"重男轻女"的原因至少包括三个方面:第一,性激素的影响,也是最主要的原因。雄激素有增加草酸形成的作用,而雌激素能够增加尿液中枸橼酸的排泄,雌激素还可以抑制甲状旁腺素的活性,降低血钙和尿钙的浓度。尿液中草酸和钙离子是尿路结石形成的危险因子,而枸橼酸是尿路结石的保护因子。因此,男性比女性尤其是绝经前女性更容易罹患尿路结石;第二,男女尿路解剖结构不同,男性输尿管和尿道长度均比女性长,更容易引起排尿不畅,结石停留在输尿管和尿道的机会更大;第三,相对而言,男性更容易摄入高蛋白质、高糖、高尿酸、高嘌呤及高盐饮食,导致尿液中钙、草酸、尿酸等含量增加,而枸橼酸盐含量相应减少,自然增加了尿路结石的形成风险。

6. 尿路结石会遗传吗

临床实践发现尿路结石发病呈现一定的家族倾向,提示尿

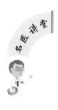

路结石具有一定的遗传因素,这种观点得到了国内外流行病学和临床数据的证实。目前,已经确认与尿路结石的形成密切相关的遗传性疾病,包括原发性高草酸尿症(常染色体隐性遗传病)、胱氨酸尿症(常染色体隐性遗传病)、远端肾小管性酸中毒(常染色体显性遗传病)、痛风和原发性黄嘌呤尿症等。原发性高草酸尿症患者尿液中草酸排出增加,很容易促进尿路结石的形成。高草酸尿可以通过脂类过氧化反应,产生氧自由基,导致肾小管上皮细胞损伤,为晶体的附着提供附着点。

正常人尿中每天排出 10～100 mg 的胱氨酸,而胱氨酸尿症的患者每天可排出 400～1000 mg 的胱氨酸,而胱氨酸在尿中的溶解度很差。因此,很容易促进胱氨酸结石的形成。

远端肾小管性酸中毒,是一种由于远端肾小管泌氢障碍,尿内氨及可滴定酸排出减少所致的疾病。其临床特征是高氯性代谢性酸中毒、低钾血症、低钙血症、低钠血症及尿液不能酸化。由于大量排钙,尿枸橼酸盐减少而尿液偏碱,极易使钙盐沉着形成肾钙化、肾结石。

7. 尿路结石形成的环境因素有哪些

多项研究表明,尿路结石的患病率存在地区差异。造成这种差异的原因可能和饮食及水质有关,但是普遍认为造成这种差异的主要原因是当地的气候和日照时间。在干热的山区、沙漠以及热带,尿路结石的患病率更高一些。世界尿路结石高发区包括:美国、不列颠群岛、斯堪的纳维亚和地中海沿岸国家、印度北部、巴基斯坦、澳大利亚北部、中欧、马来半岛的部分地区以及中国。同时,尿路结石的发病具有季节性,导致这种情况的原因与季节性的温度变化、出汗导致的体液丧失以及日照引起的维生素 D 增加等有关。研究显示,目前我国尿路结石总体发病率约为 6.5％,而且存在明显的地域性差异;总体来说,农村地区的发病率为 7.96％,而城市地区为 4.92％;南方地区为 8.85％,而北方地区为 2.85％。

8. 为什么尿路结石夏季会高发

夏季是尿路结石的高发季节,其原因有以下几个方面:①高温炎热的盛夏季节,人体出汗多,摄入的水分很快就被挥发掉,尿量减少,尿液相对浓缩,尿液结晶容易沉积形成结石,这是最基础的原因;②夏天强烈的紫外线有助于维生素 D 的合成,维生素 D 的主要功用是促进小肠黏膜细胞对钙和磷的吸收,使尿液中钙和磷的排泄增多,从而促进尿路结石的生成;③夏季炎热,不少人喜食夜宵、喝啤酒、饮料、吃烤串等,殊不知这些食物富含大量的嘌呤、草酸、盐、蛋白质和糖等,导致尿液中的钙、尿酸、草酸及钠等排泄增加,导致尿路结石形成;④夏季是菠菜、苋菜、空心菜及芥蓝等高草酸蔬菜大量上市的季节,如果大量食用这些蔬菜也会导致尿液中草酸和钙的排泄增加,从而增加尿路结石的罹患风险;⑤夏天里的运动量往往较大,老老实实的肾结石更容易掉落进入输尿管引起肾绞痛等不适而被诊断发现,这是重要的诱因。

9. 尿路结石形成的职业因素有哪些

职业在尿路结石发病中占有重要作用,不同职业的人群中,

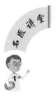
尿路结石患病率存在明显差别。根据流行病学调查,从事高温作业、脑力劳动以及特殊职业的人群中,尿路结石的患病率相对较高。

(1)高温环境下的工作:厨师、船舱轮机室工人、炼钢工人等,因为高温环境下出汗多,机体脱水、尿液浓缩以及低枸橼酸尿症等作用,使其尿路结石患病率明显高于正常人群。

(2)久坐不动者:职业司机是尿路结石好发人群之一。一方面,由于不方便小便而限制饮水,导致尿液浓缩,尿路结石容易形成;另一方面,缺乏运动,不利于细小尿路结石的排出。研究表明,行政管理人员、教师、白领等以脑力劳动为主的人员其尿路结石患病率高于体力劳动的人群。导致这种情况的原因可能和脑力劳动人群户外活动明显减少,引起生活习惯、代谢异常等因素变化有关。医师尿路结石的患病率比农民、建筑工人及伐木工人要高,尤其是外科医师尿路结石比较常见。

(3)特殊职业人群:接触重金属的人群,由于机体代谢发生异常,引起尿路结石发病率升高。如电池工人,接触金属镉的机会多,可以增加尿路结石发生的风险。在铅矿区的血铅水平增高人群中,尿路结石的发病率也较其他职业人群高。

10. 尿路结石形成的生活饮食因素有哪些

代谢异常和不良生活饮食习惯是尿路结石形成的重要原因,饮食可显著影响尿路结石的发病率。

饮水不足与尿路结石的形成密切相关,水分摄入不足可导致尿液浓缩,从而增加尿路结石形成的风险。

过多的动物蛋白摄入会导致尿液中钙、尿酸和草酸的排泄增加,同时尿液中枸橼酸盐的排泄降低,从而增加尿路结石患病的风险。

与正常饮食女性相比,过度补钙女性的尿路结石发生率明显增加,这是因为没有在骨骼吸收沉积的多余钙会随尿液排出,增加了尿液内钙的浓度,增加了含钙结石形成的风险。但饮用牛奶等正常饮食并不增加结石形成的风险,这是因为饮食中的钙与饮食中的草酸结合,减少了草酸的肠道吸收,反而降低了草酸钙结石形成的风险。

高嘌呤饮食会显著增加尿酸结石的发生率。嘌呤会在体内最终代谢成尿酸,使尿液中尿酸的排泄增加,从而增加了尿路结石形成的风险。高嘌呤食物包括海鲜、豆制品、汤汁、啤酒及动物内脏等。

高钠、高脂肪、高草酸饮食也会增加尿路结石的形成风险。

11.　为什么吃糖过多会引起尿路结石

医学统计资料表明,尿路结石的发病率有明显的增多趋势。专家们认为,这与生活水平提高、食糖摄入量增多有一定关系。在糖消耗量多的国家和地区,尿路结石的发病率也高,我国饮食文化中有"南甜北咸"的习惯,我国尿路结石的流行病学资料也表明,南方尿路结石的发病率显著高于北方,这也佐证了这一观点。

为什么吃糖过多会引起尿路结石呢? 实验表明,所有在人体内可以代谢的二糖与单糖,包括葡萄糖、蔗糖、果糖及半乳糖等,均可促进钙离子的吸收,并显著增加尿钙排泄,其中乳糖更能促进钙的吸收和尿钙的排泄。通过对含钙结石患者与健康人

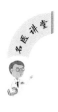

的对照研究表明,无论尿路结石患者还是健康人,口服 100 g 蔗糖 2 h 后,尿液中钙和草酸排泄量增加,同时尿 pH 值显著降低。尿钙和尿草酸盐排泄增多,容易形成结晶,并聚集成结石,尿 pH 值下降进一步促进草酸钙、尿酸等结晶的沉淀,导致结石形成。当然,尿路结石的形成原因极为复杂,糖摄入过多只是重要的饮食因素之一。明确无疑的是,适当限制糖的摄入不仅有利于减少肥胖、糖尿病、心脑血管疾病的发生,对尿路结石的预防也有积极的作用。

12. 常喝咖啡容易引起尿路结石吗

研究发现咖啡中所含的咖啡因能使人尿液中的钙、钠、镁和柠檬酸盐的含量都有所增加。尿钙和尿钠是肾结石的危险因子,尿镁和尿柠檬酸盐是肾结石的保护因子。但总体来讲,镁和柠檬酸盐的增加无法抵消钙的增加,因而更容易患上尿路结石或促进结石的增大。所以经常喝咖啡能增加人们罹患尿路结石的风险,尤其是本身就有尿路结石的患者。

13. 尿路结石形成的代谢因素有哪些

尿路结石的形成与人体的代谢有密切的关系。

调查显示,体重指数(BMI)与尿路结石发病率直接相关,如果体重指数大于 $30 \, kg/m^2$,尿路结石发病率明显增加。在体重指数超标的人群,大量饮水并降低蛋白质摄入可以降低尿路结石的发病率。

代谢综合征(高脂血症、高甘油三酯血症、高血糖及高血压)

也直接与尿路结石发病率有关。研究显示其中三项异常的其尿路结石患病率为 7.5％，四项异常的尿路结石患病率为 9.8％。

尿液代谢或环境的异常是尿路结石形成的基础。一系列的病理生理紊乱导致的有关代谢异常包括：尿液酸碱度（pH 值）改变、高钙血症、高钙尿症、高草酸尿症、高尿酸尿症、胱氨酸尿症、低枸橼酸尿症以及低镁尿症。它们单独或者相互作用促进了尿路结石的形成。

14. 为什么甲状旁腺功能亢进患者容易患尿路结石

甲状旁腺是人体重要的内分泌腺体之一，位于脖子前面，甲状腺的背面，主要作用是分泌甲状旁腺激素。甲状旁腺激素具有调节机体内钙磷代谢、维持体内钙磷平衡，使骨骼中的钙进入血液，促进肠和肾对钙的重吸收，抑制对磷的吸收，从而起到升钙降磷，保持钙磷平衡的作用。

当某些因素如甲状旁腺瘤、甲状旁腺增生引起甲状旁腺出现功能亢进时，甲状旁腺就会处于"亢奋"状态，大量分泌甲状旁腺激素，促使肾和肠道吸收更多的钙，使血液中的钙浓度迅速升高，造成高血钙。当血钙浓度高出一定值后，大量的钙就会进入尿液中，在肾脏内沉积形成结石。甲状旁腺功能亢进患者血液中高浓度的钙，为结石形成提供了源源不断的材料。这也是甲状旁腺功能亢进患者尿路结石反复发作的根本原因。

15. 尿路结石形成的药物性因素有哪些

药物与尿路结石密切相关，药物本身或其代谢产物可以直

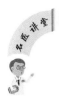
接形成结石或改变尿路环境从而有利于尿路结石的形成。呋塞米(速尿)、布美他尼、乙酰唑胺、托吡酯和唑尼沙胺有助于含钙结石的形成。麻黄碱、氨苯蝶呤、愈创甘油醚、硅酸盐、茚地那韦和环丙沙星等使用过量也会在尿路中形成结石。

1）直接促进结石形成的药物

（1）抗反转录病毒药物：用于治疗获得性免疫缺陷综合征。这类药物包括茚地那韦、洛匹那韦、利托那韦、阿扎那韦、奈非那韦和氨普那韦。因为这类药物在尿液内排出量高而溶解度低，所以特别容易形成尿路结石。

（2）氨苯蝶啶：是保钾利尿剂，可以吸附到已存在的晶体或结石上而促进结石快速增大，但独立形成结石很少见。

（3）磺胺类药物、愈创甘油醚和麻黄碱：这些药物在尿液中的溶解度比较低，过量滥用会直接导致尿路结石的形成。

2）间接促进结石形成的药物

有些药物会导致尿路结石形成的风险增加。糖皮质激素、维生素 D 以及与磷酸盐结合的抑酸剂会引起高血钙；噻嗪类会引起细胞内酸中毒和低枸橼酸尿症；乙酰唑胺抑制碳酸氢钠的重吸收导致代谢性酸中毒和尿液碱化，进而导致低枸橼酸尿症和高钙尿症，容易使尿路磷酸钙结石高发；除乙酰唑胺外，其他的具有碳酸酐酶抑制作用的药物如托吡酯和唑尼沙胺均会导致尿路磷酸钙结石高发。

16. 哪些抗生素长期大量服用可能导致尿路结石

一项研究统计了 26 000 名肾结石患者和 26 万名非结石患者服用抗生素的情况，分析发现，磺胺类药物、头孢菌素类药物、氟喹诺酮类药物、呋喃妥因和广谱青霉素等 5 类口服抗生素与肾结石有关。其中，磺胺类药物引发肾结石的风险最高，服用磺胺类药物引发肾结石的风险比未服用者高出 1 倍以上；服用广谱青霉素引发肾结石的风险也不小，比未服用患者高 27％。这些药物在尿液中的溶解度比较低，还可显著增加尿钙含量，从而促进结晶形成和聚集，最终产生尿路结石。

流行病学研究还发现，几十年前，儿童患肾结石的病例还很少。但近些年儿童肾结石的发病率明显增加，一部分与饮食有关，还有一部分原因可归咎于抗生素的广泛使用。因此，无论从安全合理使用抗生素，还是从尿路结石预防的角度，都要避免长期使用、不合理使用和滥用抗生素，尤其是青少年和儿童更应如此。

17. 尿路结石形成的局部因素有哪些

伴有尿路梗阻的泌尿系统解剖异常会导致尿路结石发病率增高。常见的泌尿系统解剖异常因素有：肾盂输尿管交界处梗阻、马蹄肾、肾盏憩室以及髓质海绵肾。

肾盂输尿管交界处梗阻患者的尿路结石发病率为 20％，远高于没有梗阻的正常人群。同时肾盂输尿管交界处梗阻患者存在明显的代谢异常，这些患者中 46％存在高钙尿症，11％有高尿酸尿症，13％有低枸橼酸尿症，13％有甲状旁腺功能亢进，3％有肾小管性酸中毒。因此，在治疗肾盂输尿管交界梗阻的同时，还需要纠正患者的代谢异常，以降低其结石的复发率。

马蹄肾患病率为 0.25％，其结石发病率为 20％。导致这种

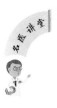

情况的主要原因是肾盂输尿管连接位置高，导致尿液滞留。因而，尿路结石发病率明显高于正常患者。

肾盏憩室患者的尿路结石发病率高达 40％。研究表明，这类患者有高钙尿症而且尿液内草酸钙处于过饱和状态。肾盏憩室结石的主要成分为一水草酸钙。导致憩室结石的主要原因是憩室口狭窄以及憩室内尿液滞留。

髓质海绵肾的特征为肾集合管的扩张，肾内钙盐的沉着和肾结石是其主要并发症之一。肾集合管扩张、尿液滞留、肾小管酸中毒、高钙尿症、尿液浓缩功能损害以及氯化铵超负荷导致的尿液酸化是髓质海绵肾容易形成尿路结石的主要原因。

18. 哪些部位最容易生成尿路结石

人体尿路包括肾脏、输尿管、膀胱、尿道。人体尿路中，最容易生成结石的部位是肾脏和膀胱，而输尿管结石基本来源于肾脏结石，尿道结石基本来源于膀胱结石。这是因为输尿管和尿道是尿液排泄的通道，由于有持续尿液冲洗，自身很难生成结石，只有在输尿管狭窄、输尿管憩室、输尿管异物、尿道憩室等情况下才会原发产生结石。肾脏内有肾盂和很多肾盏，尤其是肾下盏更容易发生局部尿液滞留，尿液中的结晶、脱落上皮等在肾盏内逐渐聚集形成结石。膀胱是一个储尿器官，尿液内结晶、脱落上皮、细菌等结石形成物质会在膀胱内集聚，容易聚集形成结石。如果患者合并前列腺增生和尿道狭窄，膀胱底部的细小结晶就不容易排出，就会逐渐增大形成较大结石。因此，肾脏和膀胱是尿路结石最容易生成的部位。

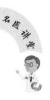

19. 为什么说尿路结石、感染和梗阻三者互为因果

尿路梗阻常引起尿液的滞留,尿液内结晶、脱落上皮、细菌等结石形成物质就会聚集并逐渐增大,最终发展成结石,而结石的形成又进一步加重尿路梗阻。尿路结石作为异物有促进尿路感染发生、病菌侵入和繁殖的作用。尿路结石引起梗阻,造成尿液排出受阻、局部组织机械性损伤、抵抗力下降,这是导致尿路结石容易合并尿路感染的基本原因。严重时可以引起尿源性脓毒血症,甚至危及患者的生命,这也是中医学理论中的"流水不腐"的道理。尿路感染也是感染性结石形成的主要原因。感染细菌所产生的酶、分泌物、脱落细胞和坏死组织等都可以为结石的生长提供核心。尿路感染可以加速结石的增长,而结石没有排出或取出之前,尿路感染一般都不容易被控制。感染性结石的细菌分泌尿素酶,分解尿素产生氨,使尿液变碱性,有利于磷酸盐沉淀而导致结石迅速增大。增大的结石一方面可以加重对其黏膜的机械性损害;另一方面也可加重肾积水的程度,进一步促进感染的发生。如此恶性循环,最后造成严重的上尿路积水,肾实质破坏,加速肾功能减退的发生,甚至造成肾功能完全丧失。

20. 尿路结石的临床表现有哪些

尿路结石按照解剖部位分为上尿路结石和下尿路结石,上尿路结石是指肾结石和输尿管结石,下尿路结石是指膀胱结石和尿道结石,不同部位结石引起的临床表现不同。尿路结石常

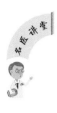

见的症状有：腰痛或者肾绞痛、血尿、尿路感染甚至尿源性脓毒血症、肾功能不全或肾功能衰竭、排尿困难以及尿路刺激症状等。

（1）肾结石：结石的大小和症状不成比例，常见的症状是腰痛和血尿。此外，还可以出现发热、无尿、肾积水以及肾功能不全甚至肾功能衰竭等表现。腰痛多为间歇性发作，疼痛的性质可为钝痛或绞痛。如果结石导致肾盂输尿管交界处或者输尿管急性梗阻，则可以引起急性肾绞痛。血尿是肾结石的另外一个常见的临床表现，常在活动后或疼痛后发生。肾结石合并梗阻和感染时可出现发热甚至尿源性脓毒血症。双侧肾结石或孤立肾肾结石阻塞上尿路造成急性完全梗阻时，可以出现无尿和急性肾后性肾功能不全的表现。

（2）输尿管结石：输尿管结石最典型的症状是肾绞痛，呈间歇性，间歇期可以完全缓解，疼痛经常突然开始，剧烈的疼痛可以使人从熟睡中醒来。结石在输尿管中可以损伤输尿管黏膜而出现血尿，可以是肉眼血尿也可以是镜下血尿。输尿管结石梗阻可以导致感染，严重者可以出现尿源性脓毒血症甚至休克。输尿管下段结石可以伴有尿频、尿痛及尿急等膀胱刺激症状。

（3）膀胱结石：膀胱结石的典型症状为排尿突然中断伴疼痛。疼痛可以放射到尿道及阴茎头部，常常伴有尿频、尿痛、尿急和血尿。排尿中断时须采取蹲位或卧位才能继续排尿。儿童往往哭叫并手搓拉阴茎、跑跳，或者改变姿势后，才能缓解疼痛，从而继续排尿。

（4）尿道结石：主要的症状包括排尿费力，呈滴沥状表现，梗阻严重时可出现急性尿潴留。大部分患者有明显尿痛伴尿道烧灼感，同时可以放射至阴茎头部。如果是后尿道结石，还常常有会阴、直肠以及肛周的烧灼不适感，也可以出现肉眼血尿、充盈性尿失禁、尿流突然中断等。

21.　什么是肾绞痛

肾绞痛是上尿路结石发作的典型症状，表现为突发的脊肋角和腰部的刀割样疼痛，并沿输尿管行径放射至同侧腹股沟、大腿内侧、男性阴囊或女性大阴唇。肾绞痛发作时，患者呈急性病容，辗转反侧，呻吟不已，严重时可以出现面色苍白、出冷汗，甚至脉搏细速、血压下降，同时伴有恶心、呕吐、低热、腹胀便秘等症状。疼痛程度取决于患者的痛阈、感受力、梗阻近侧输尿管和肾盂压力变化的速度和程度等。输尿管蠕动、结石移动、间断性梗阻均可加重肾绞痛。肾绞痛每次发作常持续数分钟，时间长时甚至可达数小时，如未经治疗，可反复多次发作。肾绞痛对症治疗可缓解，也可以自行缓解，缓解后可以毫无症状。肾绞痛发作时，患者尿量减少，缓解后可以有多尿表现。部分患者疼痛呈持续性，伴阵发性加重。肾结石并发感染时可加重腰痛症状。

22.　如何区分肾绞痛和腰肌劳损

绝大多数输尿管结石患者都会有肾绞痛症状，表现为突发的脊肋角和腰部的刀割样疼痛，并沿输尿管行径放射至同侧腹股沟、大腿内侧、男性阴囊或女性大阴唇，突然发作，剧烈难忍，常伴恶心、呕吐、血尿等症状，且疼痛不随体位变化而缓解，疼痛常为单侧、呈阵发性发作，很多患者甚至不经过任何治疗也可自

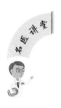
行缓解。

　　腰肌劳损患者多有长期久坐、缺乏规律运动、腰椎间盘突出或外伤等病史。腰肌劳损多表现为双侧腰背、骶尾部持续的轻中度疼痛，调整合适的体位可缓解疼痛症状，也不伴恶心、呕吐、血尿等伴随症状。

　　但是，部分尿路结石患者的疼痛并不十分典型，这时和腰肌劳损就很难鉴别，就十分依赖于 CT、尿常规等辅助检查以进行鉴别诊断。

23. 如何区别肾绞痛和急性肾梗死

　　急性肾梗死是一种少见病，常见于动脉粥样硬化、肾脏疾病、主动脉和肾动脉疾病、心血管疾病（如房颤）以及血栓栓塞性疾病患者，好发于 50～70 岁，男性较多见。急性肾梗死的典型表现为持续性腰腹部疼痛伴恶心、呕吐和发热，这些症状和尿路结石引起的肾绞痛很相似。

　　平扫 CT 是肾绞痛首选的确诊方法，几乎能发现所有的尿路结石，但不易发现急性肾梗死。急性肾梗死有赖于增强 CT 和动脉造影。因此，对于有类似肾绞痛表现的患者，如果平扫 CT 没有发现尿路结石，又有急性肾梗死的高危因素，应考虑急性肾梗死的可能，必要时行增强 CT 和动脉造影检查。

24. 为什么肾绞痛有时能自行缓解

　　肾绞痛的发生机制包括两个方面：①结石在输尿管内移动或突发嵌顿梗阻，导致结石以上尿路急性梗阻，由于管腔内壁张

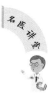

力增加,这些部位的疼痛压力感受器受到牵拉后引起剧烈疼痛;②输尿管或肾盏壁水肿和平滑肌缺血使炎症递质增加,激活了更多的疼痛化学感受器,进一步加重了痛感。也就是说,肾绞痛的原因是结石梗阻和肾盂压力增高。随着肾绞痛的持续,肾盂压力逐渐增高,在结石上下尿液压力差和输尿管蠕动的作用下,输尿管管腔扩张,输尿管结石下移导致梗阻暂时解除,从而肾绞痛自行缓解。当结石再次梗阻输尿管时,又出现肾绞痛,如此周而复始,直至结石自行排出或手术清除后方可完全缓解。

25. 肾绞痛应如何治疗

肾绞痛是泌尿外科常见的急症,其治疗分为药物治疗和外科治疗。

1) 药物治疗

(1) 非甾体类镇痛药:常用的有双氯芬酸钠口服制剂和吲哚美辛肛栓,它们能抑制体内前列腺素的合成,降低痛觉神经末梢对致痛物质的敏感性,具有中等程度的镇痛作用。

(2) 阿片类镇痛药:阿片受体激动剂,作用于中枢神经系统的阿片受体,能缓解疼痛,具有较强的镇痛和镇静作用。常用的有吗啡、哌替啶和曲马多等。阿片类受体激动剂有一定的成瘾性,使用时要防止成瘾。

(3) 解痉药:M受体阻滞剂如山莨菪碱(654-2),可以松弛输尿管平滑肌;黄体酮可以抑制平滑肌的收缩而缓解痉挛;钙离子拮抗剂以及α受体阻滞剂等也有一定的解痉止痛作用。

对于首次发作的肾绞痛,可以先使用非甾体类镇痛药,如果疼痛没有明显缓解,则换用阿片类镇痛剂和解痉药。

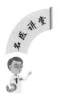

2）外科治疗

当疼痛不能被药物缓解或结石直径大于 6 mm 时，应考虑外科治疗措施缓解肾绞痛。

（1）体外震波碎石：不但能控制肾绞痛，而且还可以迅速解除梗阻。

（2）放置输尿管内支架。

（3）输尿管镜碎石术。

26. 尿路结石不痛就代表病好了吗

肾结石或输尿管结石常引起剧烈难忍的肾绞痛，绝大多结石患者对此感到恐惧万分。由于疼痛程度取决于患者的痛阈、感受力、梗阻近侧输尿管和肾盂压力变化的速度和程度等，因此极少部分患者对结石引起的疼痛并不如肾绞痛那般剧烈难忍。有些患者误以为是腰肌劳损或因为就医不便等原因，也就不就医检查明确疼痛原因，自行长期服用止痛药物，随着时间延长，人体对这种疼痛逐渐耐受，疼痛症状往往越来越轻甚至消失，此时很多患者误以为疾病痊愈。实则不然，疾病不但没有好转，甚至引起输尿管息肉、输尿管狭窄、肾重度积水和肾功能衰竭等严重后果。这是因为，结石在输尿管同一位置"卡"的时间过长，造成结石周围输尿管黏膜水肿和息肉大量增生，以至于完全堵死输尿管，持续的肾盂高压抑制了输尿管的蠕动和疼痛感受器，疼痛也就逐渐减轻了。此时容易给患者造成病好的错觉，从而耽误了治疗。久而久之，肾脏积水逐渐加重，最终可能导致肾脏变成一个大水囊，完全丧失肾功能（见图 1－3）。

因此，疼痛并不完全是坏事，往往提示身体某种疾病的存

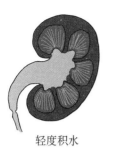 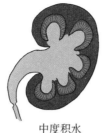 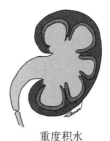

轻度积水　　　　　　中度积水　　　　　　重度积水

图 1-3 肾盂积水

在,需要及时查明原因并进行治疗。很多恶性肿瘤就是因为早期没有疼痛等症状,往往被漏诊和延误诊断,导致疗效不佳。由于上述原因,加之尿路结石极易复发的特点。因此,长期规律的随诊复查对于每个患者来说都极其重要。

27. 尿路结石应如何诊断

尿路结石的诊断主要根据相关的临床表现、影像学检查及实验室检查等。

(1)临床表现:一般患者有疼痛、血尿,如果伴有感染可以有发热。双侧上尿路结石或者孤立肾肾结石完全梗阻者可以出现无尿。输尿管下段结石会伴有尿频、尿痛、尿急等膀胱刺激症状。膀胱结石常引起排尿困难,体位改变后排尿困难缓解。有些患者有排石史。

(2)影像学检查:超声可以作为首选检查,非增强的低剂量 CT 检查对结石的检出率高,而且对于 X 线阳性结石或 X 线阴性结石均能检出,辐射剂量小,同时还能用于急腹症的鉴别诊断。因此,非增强的低剂量 CT 是一个优秀的检查结石的手段。

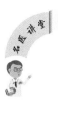

同位素肾小球滤过率及肾血浆流量测定可以评估肾功能及结石导致的肾功能损害。

（3）实验室检查：尿液内红细胞常增高，尿液检查还可评估尿液内尿酸、尿钙、尿枸橼酸、尿磷、尿肌酐、尿胱氨酸等。血液可检查血肌酐、血钙、血磷、血尿酸、血钾及血甲状旁腺素等。

28. 诊断尿路结石，B超、X线片和CT检查各自的利弊是什么

在尿路结石的诊断中，常用的检查有超声（也就是B超）、X线片以及CT，它们都有各自的优缺点（见表1-1）。

表1-1　B超、X线片、CT诊断的优缺点

	优　点	缺　点
B超	价格便宜，无创伤，可发现阴性结石，对肾积水敏感，还可以发现偶发的肾肿物，对肾结石、输尿管上段和输尿管膀胱开口处结石比较敏感	受肠道气体的影响较大，对输尿管中段和部分下段结石显示不清；主观性强，受检查医师个人经验的影响较大
X线片	价格便宜，无创伤，通过良好的肠道准备，可发现绝大部分的阳性结石，可作为术前定位及术后复查的检查方法	假阳性和假阴性都较高，如果肠道准备不好对结石的观察影响较大；有一定放射性
非增强CT	所有检查中阳性率最高，可急诊完成，不需要肠道准备，肾绞痛及肾功能不全患者不影响检查；可以进行图像的三维重建	价格贵；有放射性；不适用于孕妇

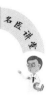

29.　MRI 检查能否诊断尿路结石

　　磁共振成像(MRI)检查是一种利用核磁共振原理的医学影像新技术,对脑、甲状腺、肝、胆、脾、肾、胰、肾上腺、子宫、卵巢及前列腺等实质器官以及心脏和大血管有极高的诊断价值。目前,已经成为肿瘤、心脏病及脑血管疾病早期筛查的利器。但结石是矿物质,没有游离原子核,因此结石在磁共振检查中不显影。因此,MRI 对于尿路结石的诊断效果极差,不用于结石的常规检查。但是磁共振水成像(MRU)检查能够了解上尿路梗阻的情况,而且不需要造影剂即可获得与静脉尿路造影同样的效果,也不受肾功能改变的影响。因此,对于不适合做静脉尿路造影和 CT 造影的患者(如碘造影剂过敏、严重肾功能损害、儿童和孕妇)可以考虑采用。

30.　对于尿路结石,为什么 CT 造影优于静脉尿路造影检查

　　CT 造影(CTU)是将螺旋 CT 扫描与静脉尿路造影(IVU)相结合的一种检查方法,具有分辨率高、三维立体、准确度高等优点,可以准确判断结石的有无、大小、多少、部位及梗阻、积水和邻近脏器情况。对于合并有肾结石且需要同时治疗的患者可行 CTU 检查以评估肾脏情况,完全可以代替静脉尿路造影检查。静脉尿路造影(IVU)在患者肾功能严重受损以及肾绞痛发作的急性梗阻期往往导致尿路不显影或者显影不良,而在这种情况下 CT 造影(CTU)仍能准确评价结石情况和肾脏情况。

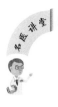

31. 尿路结石的危害有哪些

（1）引发尿路梗阻及肾功能损害：结石最大的危害之一就是最终会导致肾脏的损害,结石造成的尿路梗阻和肾积水,排尿受阻,梗阻以上部位尿路压力过大,肾脏血流减少,可发生肾小管变性、坏死,肾萎缩变小,使肾功能下降或者最终导致一个肾脏丧失功能。急性梗阻造成的疼痛常常会引起人们的重视,因此危害不大,但是,疼痛以后由于结石停留在某一个位置不再活动,因此造成误区,认为不痛了结石就"痊愈"了,不再就诊,不知不觉中就造成了肾脏功能不可逆性损害。因此,如果结石确诊了,即使不痛了,仍要采用适当的手段促进结石排出,并定期复查,确信结石已经排出。即便结石已经排出,仍要养成多饮水的习惯,预防结石再形成,并检查排除代谢性因素。

（2）造成局部损伤及尿路肿瘤：小而活动度大的结石,对局部组织的损伤很轻,大而固定的鹿角状结石可使肾盏、肾盂上皮细胞脱落,出现溃疡、纤维组织增生、中性粒细胞和淋巴细胞浸润,以致纤维化。尿路结石长期刺激尿路上皮,使尿路上皮细胞过度增生并发生恶变,最终导致尿路上皮细胞肿瘤发生。

（3）尿路感染及尿源性脓毒血症：尿路结石可引起尿路梗阻,从而导致尿液滞留;很多感染性结石的晶体在细菌体内外都可以生长,如磷灰石结晶就可以躲在菌体内形成。菌体解体后,释放的晶体可以作为结晶形成核心,在菌体生长的结晶可沉积于细菌形成的分泌物内,包裹在结石内部,引起尿路感染反复发作。如果梗阻不能及时解除,细菌可以进入血液内引起严重尿源性脓毒血症,甚至导致休克危及患者生命。

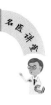

32. 尿路结石会不会很快发展为肾癌

有研究表明,尿路结石是肾盂恶性肿瘤的危险因素。尿路结石长期刺激尿路上皮细胞,使尿路上皮细胞过度增生并发生恶变,最终可能导致尿路上皮细胞肿瘤发生。但这个过程相当漫长,且发病率非常低,所以说尿路结石不会很快发展为恶性肿瘤。

值得注意的是肾癌或肾盂癌有可能被误诊为肾结石,或者结石合并肾癌或肾盂癌时,后者容易被漏诊。无论是误诊还是漏诊都可能造成延误诊治,影响患者预后。对于血尿和腰痛,应鉴别是肾结石,还是肾癌或肾盂癌引起。如果肾结石患者在结石祛除后仍反复出现严重血尿,应警惕结石合并肾盂癌可能。

33. 尿路结石总的治疗原则是什么

尿路结石治疗的原则是力求使用最合适的方法来达到最佳的临床效果、最少的不良反应及并发症,旨在解除患者病痛,清除结石,保护肾功能,预防结石复发。

对尿路结石治疗方法的选择,应根据患者的具体情况,结石的大小、形状、数量、位置、有无梗阻、感染、积水,结石复发趋势以及所在医院的设备条件及术者掌握的技术水平来个体化决定。无症状的小结石可观察等待其自然排出或采用药物治疗使其排出或溶解。有明确病因的尿路结石患者,如甲状旁腺功能亢进、高尿酸血症、解剖异常等,应在治疗结石的同时,治疗结石病因。多发结石、双侧结石和有复发可能的结石患者必须进行

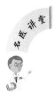
代谢病因检查,寻找病因并针对性治疗,以尽可能减少结石的复发。

34. 尿路结石的治疗方法有哪些

尿路结石的治疗方法大体分 4 大类:①保守治疗,包括定期随访观察、药物排石和溶石治疗等;②体外震波碎石;③微创手术,包括输尿管硬镜及软镜碎石术、经皮肾镜取石术、腹腔镜切开取石术、膀胱镜下碎石术等;④开放手术,包括肾实质切开取石术、肾盂切开取石术及输尿管切开取石术等。将在本书后续章节逐一详细讲解。

35. 尿路结石如何进行药物治疗

目前,尿路结石的治疗方法有很多,药物治疗是重要的治疗方法之一。药物治疗主要适合于无症状或症状较轻、无积水或者积水较轻、10 mm 以下肾结石和膀胱结石和 6 mm 以下的输尿管结石患者。药物治疗的种类主要包括助排石药物、扩张输尿管药物、解痉镇痛药物、抗感染药物及溶石药物。

表 1-2 不同类型尿路结石的治疗药物选择

生理紊乱	治 疗 药 物
吸收性高钙尿	噻嗪类 + 枸橼酸钾,磷酸纤维素钠,低钙饮食
肾性高钙尿	噻嗪类 + 枸橼酸钾
肠源性高草酸尿	草酸限制 + 枸橼酸钙、钾、镁 + 高液体摄入

（续表）

生理紊乱	治 疗 药 物
远端肾小管酸中毒	枸橼酸钾
低枸橼酸尿性钙结石	枸橼酸钾
感染性结石	抗生素、氯化铵、乙酰异羟肟酸
尿酸结石	别嘌醇或枸橼酸钾、碳酸氢钠
胱氨酸结石	枸橼酸钾、巯丙酰甘氨酸等

根据药物的作用机制，尿路结石的防治药物分为4类：增加结石盐溶解度的药物、降低结石盐饱和度的药物、增加尿抑制活性的药物和干扰成石促进因素的药物，有的药物则具有多种作用，如枸橼酸钾既可降低尿钙、增加尿酸和胱氨酸溶解度，又能增加尿中枸橼酸的浓度。

表1-3 不同药物的作用机制

药物	作 用 机 制
增加结石盐溶解度的药物	
碳酸氢钠	碱化尿液，增加尿酸和胱氨酸的溶解度
枸橼酸钾	碱化尿液，增加尿酸和胱氨酸的溶解度
氯化铵	酸化尿液，增加磷酸镁铵和磷灰石的溶解度
乙酰异羟肟酸	抑制尿素酶，酸化尿液，增加磷酸镁铵和磷灰石的溶解度
青霉胺	同胱氨酸发生二硫化物交换反应，增加胱氨酸溶解度

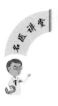

（续表）

药　物	作　用　机　制
α-巯丙酰甘氨酸	同胱氨酸发生二硫化物交换反应,增加胱氨酸溶解度
乙酰半胱氨酸	同胱氨酸发生二硫化物交换反应,增加胱氨酸溶解度
卡托普利(巯甲丙脯酸)	同胱氨酸发生二硫化物交换反应,增加胱氨酸溶解度
维生素 C	促进胱氨酸转变成可溶性的半胱氨酸
降低结石盐饱和度的药物	
枸橼酸钾	降低尿钙
正磷酸盐	降低尿钙
氢氯噻嗪(双氢克尿塞)	降低尿钙
磷酸纤维素钠	降低尿钙
别嘌醇	降低尿酸
维生素 B$_6$	降低草酸
钙剂	降低肠源性高草酸尿
增加尿抑制活性的药物	
枸橼酸钾	增加尿枸橼酸
葡萄糖酸镁	增加尿镁
正磷酸盐	增加尿焦磷酸盐
海藻制品	增加尿酸性黏多糖
干扰成石促进因素的药物	
乙酰半胱氨酸	抑制 TH 蛋白聚合

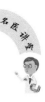

36. 尿路结石治疗如何应用抗生素

我们常说尿路结石和尿路感染是蛇鼠一窝。尿路结石患者常合并尿路感染,甚至引起高热、尿源性脓毒血症,尤其在糖尿病、老年和女性患者中更是常见;因此,在尿路结石的药物治疗中常需要联合使用抗生素。除了在感染性结石治疗中,抗生素联合酸化尿液和尿素酶抑制剂,具有溶解结石的作用外,抗生素对尿路结石排出没有直接作用。

需要指出的是,我国目前已成为全球抗生素滥用最严重的国家。卫生部合理用药专家委员会曾做了一个调查,结果显示我国人均每年每人要"挂8瓶水",抗生素年使用量高达138克左右,是美国人均使用量的10倍。79.4%的居民有家庭自备抗生素药物的习惯,部分医疗机构和医生也视抗生素为"万能药"。同时还存在家禽、家畜及水产饲养中滥用抗生素等严重现象。遗憾的是,抗生素并非包治百病的灵丹妙药,长期滥用抗生素会提高病原体的耐药能力,甚至会催生令人生畏的"超级细菌"。此外,抗生素的不良反应也不容小觑,据统计,我国7岁以下儿童因为不合理使用抗生素造成耳聋的数量多达30万,占总体聋哑儿童的30%~40%,而一些发达国家只有0.9%。

为了减少抗生素滥用,在尿路结石的药物治疗中,抗生素主要用于以下几种情况:①尿路结石合并寒战、高热、尿源性脓毒血症等炎症表现时,均需要使用敏感抗生素;②尿培养细菌呈阳性的尿路结石,需要震波碎石或手术治疗时,均需要使用敏感抗生素直至中段尿培养阴性;③感染性结石的治疗和预防。

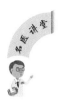
37. 尿路结石治疗如何应用解热镇痛药

尿路结石常会有剧烈难忍、反复发作的肾绞痛,这也是大多数结石患者最主要的不适症状。因此,如何快速、安全、有效地缓解患者疼痛,往往是患者最主要的诉求,也是赢得患者信任和治疗的第一步。目前,临床上治疗肾绞痛的药物主要包括非甾体类抗炎药、麻醉性镇痛药和 M 胆碱能受体拮抗剂。由于麻醉性镇痛药和 M 胆碱能受体拮抗剂不良反应大、安全性低,国内外诊疗指南均推荐作为缓解肾绞痛的二线药物。

非甾体类抗炎药具有解热、镇痛和抗炎的作用,阿司匹林就是经典的解热镇痛药。但阿司匹林由于过多的胃肠道反应和抗凝作用,目前主要用于心脑血管疾病的抗凝治疗中。目前,代表性的解热镇痛药有塞来昔布、双氯芬酸钠和吲哚美辛等,可根据患者需要采用口服、肌内注射、静脉滴注和肛塞等途径给药。非甾体类抗炎药具有快速、满意的止痛效果,便捷、灵活的使用方法,还具有减轻炎症缓解输尿管黏膜水肿以促进结石排出的作用。因此,非甾体类抗炎药是缓解肾绞痛的首选药物。

38. 尿路结石治疗如何应用输尿管扩张药物

既然坚硬的结石无法缩小,那么能否让输尿管管腔扩张变大,从而促进结石排出呢? 目前,常见输尿管扩张口服药物有以下几类。

(1) α受体阻滞剂:代表性药物有坦索罗辛、特拉唑嗪等,也是我们所熟悉的前列腺增生治疗药物。α受体广泛分布于人类输尿管，α受体阻滞剂可促使输尿管平滑肌松弛，但不影响其自然蠕动，从而提高结石的排出率，缩短排出时间，同时还能减轻疼痛症状。另外，α受体阻滞剂还能作用于膀胱颈和前列腺部尿道段，使尿道平滑肌松弛，从而促进结石排出。

（2）钙离子拮抗剂：代表性药物有硝苯地平、氨氯地平片等，也是人们所熟悉的高血压治疗药物。钙离子通道广泛分布于人体输尿管，钙离子拮抗剂能降低输尿管平滑肌中钙离子浓度，舒张输尿管平滑肌，但不影响输尿管本身的节律性蠕动，从而可促进结石排出。

（3）磷酸二酯酶（PDE－5）抑制剂：代表性药物有西地那非、他达那非等，也是人们所熟悉的勃起功能障碍治疗药物。PDE－5抑制剂可使输尿管平滑肌舒张，从而促进结石排出。

这些输尿管扩张药物都是通过扩张输尿管而促进排石，但这些药物作用的靶点并不是只有输尿管才有。因此，这些药物有降低血压的不良反应，包括头痛、眩晕及直立性晕厥等。因此，在应用这些辅助排石药物的时候，要注意预防这些不良反应。

39. 尿路结石治疗如何应用排石颗粒

我国传统医学认为早期尿路结石与尿路结石急性发作均属实证，可由肝经气滞、下焦湿热或瘀血内阻引发。尿路结石病程漫长，患者或无自觉症状，多在体检时发现，此为虚实夹杂或虚证，可由气阴不足、脾肾亏虚引发，治疗当以虚则补益、实则通利、标本兼顾之法。传统中医在结石的治疗中积累了大量经验，

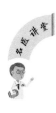
许多中医药对于尿路小结石均有很好的辅助排石作用,如常见的金钱草冲剂、肾石通冲剂等中成药,还有诸多中医名医大师的排石药方和汤剂等。

现代医学研究发现,中草药在尿路结石治疗中的化学基础包括:①中草药中含有羰基、羧基、氨基、羟基、氧杂环以及氨基酸等有效成分,可与钙离子结合,产生配位络合物;②金钱草等中草药能够有效降低尿液酸碱度;③中草药中的有机成分,如多糖、生物碱、黄酮、皂苷、蒽醌等,既能与钙离子相结合,进而产生配合物,又能通过静电、疏水、包合、交叠等产生分子络合物;④中草药成分可在尿石晶体生长位点的上面黏附,进而阻止尿石矿物生长,抑制尿石形成。

40. 尿路结石如何进行溶石治疗

溶石治疗是通过化学的方法溶解结石或结石碎片,以达到完全清除结石的目的,是一种有效的辅助治疗方式,常作为体外震波碎石、经皮肾镜取石术、输尿管镜碎石术及开放取石手术后残留结石的辅助治疗。特别是对某些鹿角形结石的病例,手术治疗联合化学溶石能显著提高结石清除率。对于纯尿酸结石,溶石治疗也是一种有效的治疗方法。

溶石治疗主要有两种途径:①口服溶石药物,药物通过肾脏代谢进入尿液,作用于结石;②通过经皮肾盂造瘘注射灌注溶石药物液体,直接溶解结石,至少要有两个肾造瘘管,目的是在对肾脏集合系统进行灌注时,避免和减少溶石液体压力过高所产生的危害。经皮肾盂造瘘溶石需要提前穿刺造瘘,创伤较大,但溶石效果较好。因此,经皮肾盂造瘘溶石治疗多为经皮肾镜

取石术的辅助治疗,可以利用经皮肾镜的造瘘通道,减少了再次造瘘的风险和创伤,而且,大部分结石去除后,残留结石负荷小,各个残留碎石往往分布于各个小盏,增加了与溶石药物接触的表面积,有利于溶石药物充分接触并发挥溶石作用。

由于不同成分尿路结石的理化性质不同,因此对应的溶石治疗方案也差异极大。下面对几大类结石的溶石治疗方案逐一进行讲解。

(1)尿酸结石:经皮化学溶石可使用三羟甲氨基甲烷(THAM)液。口服药物溶石,要求大量摄入液体、口服别嘌呤醇及使用碱性药物以提高尿液的 pH 值,从而促进结石的溶解和排出。具体方案为:①大量饮水使 24 小时尿量达到 2 000～2 500 mL 或以上;②口服别嘌呤醇每天 2～3 次,每次 300 mg,以减少尿液尿酸的排泄,24 h 尿酸排泄的总量应低于 4 mmol;③口服枸橼酸氢钾钠每天 3 次,每次 2～3 mmol;或口服枸橼酸钾每天2～3 次,每次 6～10 mmol;或口服枸橼酸钾钠每天 2～3 次,每次9～18 mmol,以碱化尿液,使尿液的 pH 值达到 6. 8～7. 2。

(2)胱氨酸结石:胱氨酸结石是一种常染色体隐性遗传病。由于肾小管功能缺陷,肾小管基底膜对胱氨酸重吸收发生障碍,导致胱氨酸在尿中过饱和,大量析出的胱氨酸结晶形成胱氨酸结石。胱氨酸在碱性环境中可溶解,因此碱化尿液或者经皮化学溶石治疗可以起到溶石效果。溶石治疗的同时还需要大量饮水,保持每日尿量 3 000 mL 以上,尤其确保夜间尿量要多。口服枸橼酸氢钾钠或碳酸氢钠片碱化尿液,维持尿液 pH 值在7. 0 以上。因为完全溶解胱氨酸结石需要尿中 pH 值较高,故完全依靠口服药物溶石的可操作性差。过度碱化尿液还容易增加磷酸钙的风险。因此,口服溶石治疗主要用于术后残石的辅

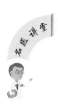
助治疗和预防胱氨酸结石的复发。如果 24 h 尿液的胱氨酸排泄高于 3 mmol 时,可应用硫普罗宁或卡托普利增加胱氨酸的溶解度。经皮化学溶石可使用 0.3 mol/L 或 0.6 mol/L 的三羟甲氨基甲烷(THAM)液,THAM 液的 pH 值在 8.5～9.0。

（3）感染性结石:主要由磷酸铵镁和碳酸磷灰石组成,细菌在结石处的增殖可加重感染,而感染处的细菌又通过分解尿素产生蛋白质和聚多糖,为结石进一步增大提供支架,从而促进结石的快速形成。感染性结石形成的主要原因是感染控制不理想。治疗过程中应先尽可能清除感染性结石,同时予以抗感染治疗、清除感染因素,尽量避免结石复发。尿液酸化可增加磷酸铵镁和碳酸磷灰石的溶解度,若尿液 pH 值<6.5 时,结晶将不再形成并开始溶解。经皮化学溶石的具体方法为:在有效使用抗生素治疗的同时,将 10% 的肾溶石酸素(pH 值为 3.5～4.0)或 Suby 液从一根肾造瘘管流入,从另一根肾造瘘管流出。溶石时间取决于结石的负荷,完全性鹿角形结石往往需要较长的时间才能溶解。口服溶石的方法为:配合使用抗生素治疗和尿酶抑制剂的同时,口服氯化铵,每天 2～3 次,每次 1 g;或甲硫氨酸(蛋氨酸),每天 2～3 次,每次 500 mg,使尿液 pH 值保持于 5.8～6.2。氯化铵进入体内,部分铵离子迅速由肝脏代谢形成尿素,由尿排出,氯离子与氢结合成盐酸,使尿液酸化。蛋氨酸代谢后,以硫酸盐形式分泌入尿液中,使尿液酸化。尿液酸化可提高某些抗生素如青霉素类的抗菌效果。由于感染性结石的细菌可分解尿素产生氨,使尿液中氨排泄增加,从而降低了氯化铵的酸化作用。因此,使用敏感抗生素杀死感染性结石的细菌后,再酸化尿液,对感染性结石的治疗和预防效果更佳。任何病因引起的代谢性酸中毒和肾功能不全患者,禁止口服氯化铵药物溶石。

(4) 含钙结石：含钙结石不是溶石治疗的最佳适应证,对溶石治疗的效果较尿酸结石、胱氨酸结石和感染性结石更差。含钙结石是尿路结石最常见的类型,占尿路结石的 70% ~ 80%。目前,治疗含钙结石的药物主要有枸橼酸盐、噻嗪类利尿剂等,其中枸橼酸盐具有一定的溶石作用。枸橼酸盐是含钙结石形成的抑制物,可以与钙络合成为溶解度更高的枸橼酸钙,降低尿液中形成结石的钙盐浓度,从而有效提高治疗效果。

41. 如何用枸橼酸盐药物治疗尿路结石

枸橼酸盐在尿路结石的形成和预防中起着十分重要的作用。早在 1931 年,Ostery 首先提出降低尿液中枸橼酸的浓度可促进含钙结石的形成。Flesish 于 1978 年进一步证实枸橼酸能抑制草酸钙的生长和聚集。1985 年 7 月,美国食品药品监督管理局(FDA)批准枸橼酸钾作为单药来治疗远端型肾小管酸中毒、低枸橼酸尿性草酸钙结石、尿酸结石及轻中度高尿酸尿性含钙结石。枸橼酸盐因无毒、价廉、不良反应小、可长期服用等优点而被广泛应用,无论是草酸钙结石、尿酸结石还是胱氨酸结石、都可选用枸橼酸盐进行治疗。

通过科学家的不懈努力研究,枸橼酸盐对尿路结石形成、抑制和治疗的作用机制包括以下几个方面。

(1) 枸橼酸及其盐与钙离子的螯合作用。枸橼酸又名柠檬酸,具有 3 个羧基和 1 个羟基,枸橼酸及其盐与尿液中 Ca^{2+} 形成难于离解的高度可溶性枸橼酸钙后,可以随尿液排出体外,从而降低尿钙的浓度和尿中草酸钙及磷酸钙的饱和度。

(2) 枸橼酸及其盐封闭草酸钙晶体生长活性位点。枸橼酸

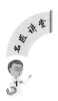

及其盐可以封闭尿石矿物生长的活性位点,加强其抑制活性。

（3）枸橼酸及其盐可以同时抑制草酸钙晶体的成核和生长。

（4）增加尿液中枸橼酸的浓度。结石患者尿液里枸橼酸的浓度 [（2.06 ± 1.04）mmol/d] 显著低于正常人（3.42 ± 1.33）mmol/d,钙/枸橼酸盐比例（1.57）也明显高于正常人（0.86）。用枸橼酸钾治疗尿路结石时,吸收的枸橼酸盐中约 20％未在人体内氧化而直接出现在尿中。含钙结石患者口服枸橼酸钾后,尿中枸橼酸的排泄速率由碱化前的 1.9 mmol/d 上升到碱化后的 2.6 mmol/d。长期服用枸橼酸钾的肾结石患者,新结石的发生率仅为未服用枸橼酸钾者的 1/5。口服枸橼酸钾镁 1 周后,能够使尿液枸橼酸水平提高 61％,尿镁水平提高 43％,尿 pH 值提高 0.6,尿草酸钙浓度降低 31％,对草酸钙结晶的抑制活性提高 46％,对磷酸钙结晶的抑制活性提高 90％。在服用枸橼酸钾镁 3 年后,患者的新结石形成率只有 12.9％,显著低于没有服用的患者（63.6％）。

（5）增加尿液中尿大分子的浓度。Tamm Horsfall（TH）蛋白、凝血酶原片段 1（UP – TF1）、肾钙素、葡胺聚糖和骨桥蛋白等是抑制尿路结石形成的主要尿大分子。正常人和尿石患者的尿大分子不仅在浓度上存在差异,而且在结构和性质上存在差异,结石患者尿大分子的抑制活性比正常人低。尿大分子对尿石的抑制活性决定于其自身的聚集,尿液 pH 值及其他尿离子的变化。口服枸橼酸钾后,TH 蛋白从碱化前的 94.0 mg/d 升高到碱化后 199.3 mg/d,且尿液 pH 值增加,进一步增强了 TH 蛋白的抑制活性。这表明,枸橼酸钾对钙结石形成患者的治疗效果至少部分归因于 TH 蛋白含量的升高。

（6）改变尿液 pH 值。如前所述,约 20％的口服枸橼酸盐直接出现在尿中,作为强碱弱酸盐,枸橼酸盐在尿液中电离后均可以增加尿 pH 值。另外 80％的枸橼酸钾被吸收后,在体内氧化,只保留钾离子而产生碱负荷。尿 pH 值升高后,首先可使得酸性类结石如尿酸结石和胱氨酸结石的溶解度增加,如 pH 值＜5.5 时,尿中的尿酸均呈过饱和状态,在 pH 值＜5.0 时尿酸结晶析出,而当尿 pH 值由 5.0 增到 7.0 时,尿酸溶解度可增加 10 倍;其次还可以增强尿中其他抑制剂如焦磷酸盐和部分尿大分子的抑制活性,这从另一方面解释了枸橼酸盐预防草酸钙结石的机制;再次,枸橼酸盐自身的抑制活性也随尿 pH 值升高而增大,如在 pH 值为 7.4 时,枸橼酸盐的抑制活性是 pH 值为 6.0 时的 2 倍。

（7）诱导二水草酸钙和三水草酸钙形成,二水草酸钙和三水草酸钙更容易随尿液排出体外。

（8）抗衡阳离子对枸橼酸盐抑制能力的影响。临床上的碱性枸橼酸盐包括枸橼酸氢钾钠、枸橼酸钾、枸橼酸钠、枸橼酸钾钠和枸橼酸钾镁等制剂。枸橼酸钾和枸橼酸钠都具有良好的治疗效果,但是,钠盐能够促进尿钙排泄,单纯应用枸橼酸钠盐时,降低尿钙的作用有所减弱。临床研究也表明枸橼酸钾盐的碱化尿液效果比钠盐好,而且,钾离子不会增加尿钙的排泄。因此,枸橼酸钾预防结石复发的作用比枸橼酸钠强。碱性枸橼酸盐的主要不良反应是腹泻,部分患者服用后依从性较差。新型的枸橼酸氢钾钠具有便于服用、口感较好等优点,患者依从性较高。

枸橼酸根离子由于其特殊的空间结构,不但能同钙离子强烈地配位,抑制尿石矿物的成核和生长,而且还能影响尿液环

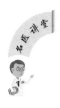

境,使其不利于尿路结石形成。因此,无论是体外模拟、动物实验,还是临床治疗,都对枸橼酸及其盐防治尿路结石的疗效予以了肯定。但由于枸橼酸参与体内代谢,口服枸橼酸盐后枸橼酸的排泄量受多种因素的影响。因而,对其防治尿路结石的部分机制目前仍存在争议,有待更深入的研究。

42. 如何用体外震波治疗尿路结石

体外震波碎石术是利用冲击波从体外将人体内的结石击碎,变成细小的碎块,以利于结石碎块随尿液排出体外而达到治疗目的,具有安全、创伤小、患者痛苦小等优点。它与 CT、磁共振成像一起被誉为 20 世纪三大医疗新技术。1980 年 2 月,首先由德国 Chaussg 等将体外震波碎石术用于临床治疗肾结石,并取得良好效果。1983 年之后,德国 Domier 公司相继制造出HM3、HM4、MFL5000 及 MPL9000 等类型的碎石机,在世界各国广泛用于治疗上尿路结石。我国的医疗技术人员于 20 世纪 80 年代初就着手于体外震波碎石的研究,并于 1985 年生产了我国第一台碎石机并投入临床应用。其后,体外震波碎石技术在我国得到了迅猛的发展,到目前国内碎石机生产厂家已达几十家,各大中型医院内基本都有专业的体外碎石科。体外震波碎石术的问世,大大促进了尿路结石治疗上的进展,被誉为"尿石症治疗上的革命"。

震波发生器是碎石机的核心部分,由高压电路和半椭圆反射体组成,反射体第一焦点(F_1)处的对极式电源瞬间放电,产生震波,再经反射体的反射聚焦于第二焦点(F_2)处,能量可增大

200～300倍,即可击碎位于 F_2 处的结石。由于震波在水中传播时消耗能量最少,故上述震波的发生及聚焦均在水中进行,治疗时患者必须躺于水浴中或水囊上。人体软组织中的体液近于水,震波通过时能量消耗也较少。震波在水中传播时阻抗与在体液中传播时的阻抗变化较小,故不但能保留足够的能量击碎结石,且对软组织不造成明显损伤,结石则不同,其对震波的阻抗明显高于水,这种不同使震波进入结石后造成结石前缘及后缘处的压缩和伸拉力使结石破碎。

各国的碎石机构造原理基本类似,区别只是震源及定位手段上的不同。体外震波碎石最早是采用水槽式结构,X线定位,治疗时患者痛苦及损伤较大,术前需麻醉,其后经改进出现了水囊式结构,水囊式碎石机的出现大大减轻了患者的痛苦与损伤,并迅速成为碎石机型的主流。冲击波源大体可以分为液电、电磁、压电三种,定位系统包括X线定位、B超定位,及同时具有X线与B超的双定位系统。聚焦系统则分为发射杯聚焦与透镜聚焦两类。

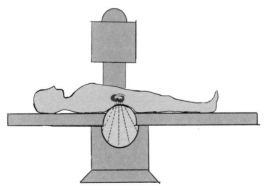

图 1-4　尿路结石的体外震波治疗

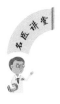

43. 哪些患者适合体外震波碎石治疗

直径 2 cm 以下的尿路结石均可尝试行体外震波碎石术,但 1 cm 左右的肾结石和输尿管上段结石的体外震波治疗效果最佳。从结石成分来看,尿酸和磷酸铵镁结石质脆,相对易于被震碎,但这两种结石在 X 线下不显影或淡显影,很难准确定位,胱氨酸结石和一水草酸钙结石质硬,很难被震碎。CT 值主要反应结石的含钙量,一般而言,CT 值越高,结石质越坚硬,越不容易震碎,CT 值大于 1 000 Hu 的结石行震波碎石效果不佳。从结石大小来看,直径 10 mm 以上结石行体外震波碎石的疗效显著下降。从位置来看,肾结石和输尿管上段结石的体外震波碎石疗效显著优于中下段结石,输尿管中下段结石行体外震波碎石的清石率远低于输尿管镜下碎石术。

并不是所有的肾结石患者均适合行体外震波碎石治疗,尤其是以下患者:①直径 2 cm 以上肾结石;②没治愈的出凝血功能障碍者;③没治愈的尿路感染者;④未被良好控制的高血压、糖尿病及心脏病者;⑤急性肾功能不全患者;⑥合并明确输尿管狭窄,碎石可能无法排出者;⑦过度肥胖、阴性结石,导致结石无法定位者;⑧孕妇,行体外震波碎石治疗可能影响胎儿发育,导致流产。

44. 体外震波碎石治疗前需要做哪些准备

体外震波碎石虽为门诊微创治疗,无需麻醉,无需住院,但仍要严格把握适应证,充分做好术前准备,才能最大限度地保证安全和疗效,在震波碎石前需要门诊医师做好以下评估和准备事项。

(1)详细了解病史,有无自行排石史、结石手术史、输尿管狭窄、近期发热等病史,基础慢性疾病及控制情况,育龄期女性需要排除怀孕。

(2)通过 B 超、CT 或 X 片检查,详细评估结石大小、数量、位置和积水情况等。

(3)化验血常规、尿常规、血凝常规、肾功能,评估有无尿路感染、凝血功能障碍和肾功能情况,如有异常,需要治疗后复查评估。

(4)向患者解释体外震波碎石原理、流程、成功率、可能出现的不适症状和随访复查要点,减轻患者的担心和恐惧。

(5)体外震波碎石前一天晚饭吃少渣饮食,晚饭后口服泻药进行肠道准备,然后一直禁食至碎石完成后。

(6)碎石当天,带上相关病历资料,碎石完成后,详细听从医师的告知和随访复查要点。

45. 体外震波碎石的成功率高吗

体外震波碎石是当前治疗尿路结石最主要的手段之一,具有痛苦小、操作简便、费用低等优点。体外震波碎石的成功率取决于结石的部位、成分、大小、硬度、数量及嵌顿时间;患者的体型是否肥胖,输尿管有无扭曲狭窄,碎石过程中患者的配合程度;术前肠道准备是否充分;碎石机的优劣以及医师的操作水平及经验等。随着体外震波碎石设备的改进和医师操作技术的提高,体外震波碎石成功率也在逐渐提升。肾结石和输尿管上段

结石的体外震波碎石成功率最高,单次成功率分别在 33% ～ 61% 和 36% ～ 64%,然后依次是输尿管中下段结石、膀胱结石和尿道结石。直径 <1 cm 的尿路结石做体外震波碎石效果较好,1 cm $\leqslant$ 直径 <2 cm 的尿路结石体外震波碎石成功率明显低于 <1 cm 的尿路结石。对较大的尿路结石做体外震波碎石时,震波后可能碎石较多,为了避免出现石街和肾绞痛,可先放置输尿管支架管以保持其通畅。

46. 体外震波碎石的主要并发症有哪些

体外震波碎石虽为门诊微创治疗,但如果适应证把握不好、术前准备不充分、单次碎石能量过高、两次震波碎石间隔时间过短、碎石总次数过多、术后未遵医嘱休息和复发随访等,体外震波碎石也会产生血尿、肾绞痛、石街、泌尿系感染及肾损伤等并发症。

(1)血尿:经体外震波碎石术治疗后,几乎所有的患者皆有程度各不相同的血尿。血尿的发生是因为冲击波损伤了肾盂和输尿管黏膜的血管,或者是结石撞击损伤黏膜而导致的。结石被击碎之后,碎石随着尿液排出的过程中,若划破了输尿管黏膜,同样也会诱发血尿。大部分患者为轻微的血尿或者是镜下血尿,通过多饮水增加尿量,并不需要特殊处理便会自行停止。但是,如果患者发生持续的较严重的血尿,则应及时就医并做进一步检查和治疗。

(2)肾绞痛:体外震波后,一方面冲击波可能损伤输尿管引起输尿管水肿、出血和痉挛等,另一方面碎石排出过程中可能造成输尿管梗阻从而导致肾绞痛的发生。碎石过程中出现疼痛,可降低碎石工作电压,或暂停震波碎石,等患者疼痛缓解之后再进行碎石。如果震波碎石后出现轻微疼痛,可口服布洛芬(芬必得)、塞来昔布(西乐葆)或者肛塞消炎痛栓之类的镇痛类药,严重的肾绞痛需要至医院就诊。

(3) 石街:体外震波后,大量碎石颗粒在输尿管内堆积导致"石街"形成(见图1-5)。石街形成后,结石数量从一颗变为多颗,往往引起肾绞痛和肾积水,需要及时手术解除梗阻并清除结石,反而增加了治疗难度。出现石街并发症的主要原因是结石过大,这也是临床上推荐直径1cm左右结石是震波碎石的最佳适应证的原因之一。对石街的防治,必须在体外震波碎石术之前做好评估,并制订好分期碎石方案,再依据碎石的具体情况对患者进行体位、运动、饮水及辅助排石药物等方面的指导。

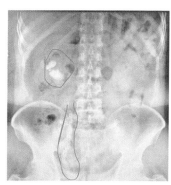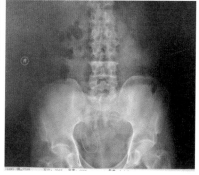

图1-5 震波碎石术后形成的石街

(4) 尿路感染:在体外震波碎石的过程中,感染性结石里和震波碎石后石头碎块会释放大量细菌和炎性介质,加之碎石梗阻于输尿管引起肾盂高压、冲击波引起的肾组织损伤等因素,细菌和炎性介质可经过损伤黏膜快速进入血液,诱发尿路感染。

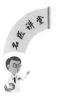
绝大部分患者症状较轻,口服抗生素就可好转,极少数可出现高热甚至尿源性脓毒血症,尿源性脓毒血症病情进展较快,可继发感染性休克,甚至死亡,需要高度重视并积极治疗。对此,进行体外震波碎石术之前,应常规进行尿常规化验,若发现合并尿路感染者,应选用敏感抗生素抗感染治疗,有效控制感染之后再做震波碎石治疗。震波碎石术后,可酌情短期口服抗生素预防感染,同时嘱患者多饮水、多运动,减少术后尿路感染并促进碎石排出。

（5）肾输尿管损伤和周围血肿:冲击波可能导致肾输尿管损伤,少数患者可出现肾周血肿和输尿管狭窄等并发症。

（6）其他比较少见的并发症有:心律失常,最严重的可能导致心脏骤停,肺部损伤导致咯血,消化道损伤导致呕血和便血等。

47. 尿路结石的手术治疗方案有哪些

传统开放手术创伤大、恢复慢、并发症多,已经无法满足患者的需求。随着医疗技术的飞速发展,尿路结石的治疗已经进入微创化时代,90％以上的尿路结石均可实施微创手术治疗,输尿管硬镜碎石术、输尿管软镜碎石术、经皮肾镜取石术、腹腔镜切开取石术等微创术式均广泛应用于尿路结石的治疗中。

输尿管硬镜碎石术（ureteroscopic lithotripsy，URSL）和输尿管软镜碎石术（retrograde intra-renal sugery，RIRS）:是利用一条直径为2～3 mm的细镜,经过尿道、膀胱插入输尿管,将输尿管结石和肾结石击碎,并尽可能取出碎石。它利用人体天然的尿路腔道,不在身体上做任何切口,是一种纯粹的泌尿外科

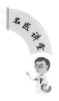

腔镜微创手术。适用于保守治疗无效的直径 2 cm 以下的输尿管结石和肾结石的治疗。与开放手术相比,输尿管镜碎石术具有损伤小、痛苦轻及恢复快等优点。

经皮肾镜取石术(percutaneous nephrolithotomy,PCNL):就是在腰部建立一条从皮肤到肾脏的通道。通过这个通道把肾镜插入肾脏,利用激光、超声等碎石工具,把肾结石击碎取出,就是所谓的"打孔取石"。适用于 2 cm 以上的肾结石和输尿管上段结石的治疗。与开放手术相比,经皮肾镜取石术具有损伤小、痛苦轻、清石率高及恢复快等优点。腰部的切口通常小于 1 cm,因为不切开肌肉,因此不影响美观,恢复后也不影响体力劳动。与腹腔镜切开取石术相比,经皮肾镜取石术对肾脏及周围组织的结构影响小,不影响以后的各种肾脏手术。与体外震波碎石相比,它的治疗周期短,清石效果立竿见影,对肾功能的影响也较小。

腹腔镜输尿管切开取石术(retroperitoneal laparoscopic renal-pyelo-ureterolithotomy,RLU):是利用腹腔镜微创技术治疗肾盂和输尿管内结石。目前,已逐渐被输尿管镜碎石术和经皮肾镜取石术所取代,临床应用范围越来越小。腹腔镜输尿管切开取石术主要适合于输尿管结石嵌顿、息肉包裹或合并严重尿路感染及合并其他需要腹腔镜一期处理的后腹腔疾病。由于腹腔镜切开取石术无需向肾脏和输尿管注入灌注液,肾盂压力低,感染风险低,特别适合于感染性结石、输尿管结石合并感染甚至脓肾的治疗。

开放手术:主要的术式有肾盂切开取石术、输尿管切开取石术、肾盏切开取石术、肾实质切开取石术及膀胱切开取石术等。开放手术创伤大、恢复慢、并发症多。目前,临床上已很少开展。

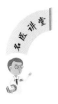

48. 尿路结石手术治疗后为什么要留置 DJ 管

DJ 管(Double J tube，Double J stent)，中文名又称为双猪尾巴导管、输尿管支架管。是一根双端有环状弯曲的细长管子，成年人型长度一般在 26 cm，完全拉直 32 cm，直径 1.3～2.7 mm，中间管壁有很多引流孔。DJ 管材质大多为聚氨酯、硅胶等，抗老化性强，具有高弹性、不易断裂、柔软、组织相容性好、无毒性、对组织无伤害、无刺激、表面极光滑及结石附着倾向小等特点。理想的 DJ 管还应具有可曲性好、管径大、引流量大、不易堵塞、不易上下移动及 X 线能显影等特性。导管外径 4 F～8 F，长度有 15～32 cm 等多种型号。

DJ 管在泌尿外科手术中应用极为广泛。适用于肾结石、输尿管结石、肾积水、肾移植、肾及输尿管良性肿瘤等上尿路手术以及输尿管狭窄的扩张等治疗过程中，其主要作用有以下 3 个方面。

(1) 保护输尿管、防止狭窄：碎石术中或多或少会损伤输尿管黏膜，如果没有支架管的支撑隔离，损伤的输尿管就会有瘢痕形成及畸形愈合，从而引起输尿管狭窄。

(2) 引流肾积水、保护肾脏：输尿管结石会合并不同程度的肾积水，长期肾积水会损害肾功能。尤其是长期嵌顿的输尿管结石，会反复刺激输尿管黏膜引起黏膜水肿、息肉增生，及时手术取净结石，水肿黏膜和增生息肉也不能马上消失。留置 DJ 管可以引流尿液，保护肾功能。同时，留置 DJ 管后，没有结石的继续刺激，水肿黏膜和部分增生息肉可在 1～2 月后自行消退。无论是输尿管镜碎石术，还是经皮肾镜取石术，都会有碎石术后缓慢排出的过程。留置 DJ 管后,可以不担心碎石排出堵塞输尿管引起肾绞痛和肾积水。

（3）扩张输尿管、防治结石：大多数结石患者的输尿管管腔比较细。由于输尿管的蠕动作用,留置 2～4 周的 DJ 管可以扩张输尿管,从而方便术后碎石排除。通畅的输尿管也可以预防减少结石复发。对于行输尿管软镜碎石术的患者,提前置入 DJ 管 2～4 周,可以扩张输尿管,方便二期软镜碎石术时顺利置入输尿管输送鞘。

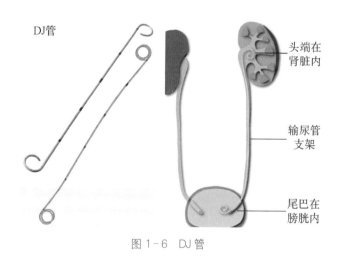

DJ管

头端在
肾脏内

输尿管
支架

尾巴在
膀胱内

图 1-6 DJ 管

49. DJ管为什么会引起腰酸、尿频和血尿

无论尿路结石的微创手术,还是开刀手术,术后都会常规留置 1 根 DJ 管 2～4 周,个别输尿管狭窄、息肉增生患者甚至需要留置 3～6 月。虽然 DJ 管有巨大的治疗作用,但是这根管子也

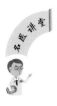

会引起不同程度的血尿、腰酸及尿频等不适症状。

（1）血尿：血尿是由 DJ 管与肾盂输尿管膀胱黏膜摩擦所致，术后患者均有不同程度的血尿，程度因人而异。输尿管狭窄和服用活血药物的患者，血尿会更加严重，但是不超过西瓜水颜色的短期血尿，只需多喝水、少活动即可快速缓解。如果持续严重的血尿，则需要就诊治疗。

（2）腰酸：DJ 管具有双向引流作用。留置 DJ 管后，膀胱输尿管抗反流机制消失，排尿时膀胱压大于肾盂压引起尿液反流，从而引起腰酸不适和逆行感染，尤其是术后几天更为明显。置管后，肾盂输尿管圆锥失去了充盈刺激，致输尿管蠕动明显减弱或消失，更容易引起尿路感染。因此，术后部分患者可酌情口服抗生素预防感染。另外，建议患者每次尿不要憋得太足，也就是勤排尿。另外，排尿时不要太过用力，这样就可以缓解腰酸不适症状。

（3）尿频：由于 DJ 管的一端位于膀胱三角区，就好比这根管子一直在跟膀胱挠痒痒，就会引起不同程度的尿频、尿急等不适。特别是 DJ 管质地过硬，DJ 管膀胱内留置过长，更容易引起尿频、尿急及尿不尽等膀胱刺激症状。症状严重者，可酌情口服 M 受体阻滞剂和解热镇痛药缓解上述症状。

对于高龄、女性、糖尿病等抵抗力差者，还可能会出现术后发热等表现。这些不适症状都跟 DJ 管有关。虽然症状会越来越轻，但是只有 DJ 管拔除后才会完全消失。

50. 如何减少 DJ 管引起的不适症状

绝大多数患者留置 DJ 管后，都会引起血尿、腰酸和尿频等不适症状,严重影响患者的生活质量,可以通过以下措施尽量减少这些不适症状。

(1)留置DJ管后,患者由于膀胱输尿管抗反流的机制减弱或消失,尿液容易随着膀胱与输尿管、肾盂的压力差反流,导致腰酸不适和逆行感染,故要多喝水,勤排尿,不要等膀胱很胀、排尿很急的时候再排尿。这样,感染和腰酸风险都会减少。

(2)由于输尿管的蠕动和患者的活动,DJ管会摩擦输尿管黏膜引起血尿。因此,要减少活动,尤其是要减少骑车、跑步、上下楼梯等需要反复抬腿等动作。这样,可减少DJ管与输尿管黏膜摩擦引起的血尿。

(3)留置DJ管后,要多饮水,每天2500~3000 mL,24 h尿量维持在2000~2500 mL,一方面促进术后碎石的排出,另一方面稀释尿液,减轻血尿症状,减少尿路感染风险。

(4)如果腰酸、血尿、尿频症状不重者,可做日常家务和室内办公,但不适合长时间走动和重体力劳动,过多运动、膀胱收缩、输尿管蠕动和重力等因素,可能引起DJ管向上或向下移位。

(5)留置DJ管会引起不适,只有DJ管拔除后不适才会完全消失。因此,留置DJ管虽然有重要的治疗作用,但也不是留置时间越长越好,要根据术中情况和医师嘱托,尽早拔除DJ管。留置DJ管过长,还容易引起DJ管附壁结石形成、拔管困难等情况。

(6)留置DJ管,必须定期复查尿常规、B超和肾输尿管膀胱X线片(kidney-ureter-bladder, KUB)等检查,以判断有无尿路感染、肾积水和DJ管移位等情况,以便及时处理和治疗。

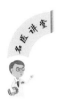

51. 为什么要做结石成分分析

尿路结石是一种常见病和多发病,具有发病率高、危害大和复发率高等特点,严重危害了人民群众的身体健康,带来了巨大的经济负担。尿路结石是一种容易复发的疾病,如未采取有效治疗及预防措施,终身复发率接近 100%,相反如果接受有效预防治疗者,复发率仅为 15%～25%。因此,预防结石复发至关重要。结石的形成原因十分复杂,精准的结石成分分析有助于探讨结石形成的病因,为溶石疗法提供依据,并精准地预防结石的复发。此外,结石成分分析还有助于缩小结石代谢评估的范围。

国内外诊疗指南推荐,所有初发结石患者均应行结石成分分析,无论是自然排出、经手术取出,还是碎石后排出的结石标本都应进行成分分析。如果出现以下情况之一,均需重复进行结石成分分析:①防治结石药物治疗后仍复发的结石;②经介入治疗完全清除结石后早期复发的结石;③较长时间未长结石后复发的结石。

结石成分分析的方法较多,包括物理方法和化学方法。物理分析法包括 X 线衍射光谱、红外光谱及发射光谱分析法等。物理分析法比化学分析法精确。红外光谱分析法是最常用的物理分析法。红外光谱分析法既可分析各种有机成分和无机成分,还可分析晶体和非晶体成分,所需标本仅为 1 mg,约 1 粒芝麻大小。化学分析法的主要缺点是所需标本量较多,而且分析结果不是很精确,优点是价格低廉。目前,已很少使用化学分析法。

结石成分分析除了能指导手术方式和溶石方法的选择外,还有助于缩小结石代谢评估的范围。代谢紊乱是结石形成的重

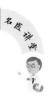

要原因之一,但如果对所有的患者进行代谢评估是不经济的,对低风险的单一结石患者可进行简化性代谢评估。欧洲泌尿外科学会(EAU)指南认为当结石排出时,依据结石分析和基本代谢评估可确定结石形成风险。基本评估包括尿沉渣检查红细胞、白细胞和亚硝酸盐,pH 值,尿培养或镜检。血液分析包括红细胞计数、血肌酐、尿酸、钙、钠、钾、C-反应蛋白(CRP)。草酸钙、磷酸钙、尿酸、尿酸铵、鸟粪石、胱氨酸、黄嘌呤及药物结石等高风险结石形成患者需行特殊代谢评估,收集 24 h 尿液分析和血液分析。

结石成分分析还可指导饮食调节和药物预防。对所有结石患者,应根据结石成分分析结果,针对性采取饮食调节和良好的生活方式作为一般性预防措施。对高风险结石形成患者应采用针对性的药物预防,以最大限度地降低结石复发的风险。

52. 草酸钙结石的特点有哪些

草酸钙结石主要包括一水草酸钙和二水草酸钙,占尿路结石 80%以上。一水草酸钙呈褐色,铸形或桑葚状,质地坚硬。二水草酸钙呈白色,表面有晶莹的刺状突起,质地松脆。pH 值对草酸钙结石的溶解度影响不大。草酸钙结石在酸性或中性尿中形成,多见于男性。

越来越多的研究结果证实草酸钙结石与代谢综合征相关。草酸钙结石形成的重要因素是尿中草酸的浓度和钙离子浓度的过度饱和。正常情况下,体内代谢和食物摄取是草酸盐产生的两个主要途径,其中肝内合成和维生素代谢产生的草酸大约占 80%,20%是来自食物中的草酸,肠道内的草酸能和钙离子结

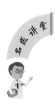
合,形成能随粪便排出体外的不溶性草酸钙,而在钙摄入不足的情况下,肠道内未被结合的游离草酸会被吸收,在尿液中和尿钙结合,从而导致不溶性草酸钙结晶的形成和沉淀。研究发现,草酸盐在肠道中吸收的多少,会决定尿液中草酸盐的含量变化。不论正常人,或结石患者,在食用蔗糖 2 小时后,尿中的钙和草酸浓度均上升,若是服用乳糖,它更能促进钙的吸收,更可能导致草酸钙在体内的积存而形成尿结石。蛋白质里除含有草酸的原料——甘氨酸、羟脯氨酸之外,蛋白质还能促进肠道功能对钙的吸收。如果经常过量食用高蛋白质食物,使尿中的钙、草酸、尿酸的成分普遍增高,就会逐渐形成结石。随着生活条件的提高,富草酸、高糖和高蛋白食物摄入也逐渐增多,这也是当今世界经济发达国家结石发病率增高的主要原因之一。

53. 草酸钙结石的治疗要点有哪些

草酸钙结石对溶石治疗效果较差,大多数结石需要微创手术或体外震波碎石治疗。草酸钙结石占尿路结石的 80% 以上。因此,对草酸钙结石的积极预防尤为重要,包括改变生活习惯和调整饮食结构。草酸钙结石的预防措施为:大量饮水(每天 2500~3300 ml);正常钙饮食(推荐的摄入量为 800~1000 mg/d);限制钠的摄入(2 g/d);限制草酸的摄入;限制动物蛋白质的摄入;增加纤维的摄入;增加富含枸橼酸的水果摄入;适当的体育活动;合适的体重指数(BMI, 18~25 kg/m^2)。改变生活习惯和调整饮食结构无效的高危患者,还应配合药物预防。

(1)增加液体的摄入:推荐每天的液体摄入量在 2.5 L 以上,使每天的尿量保持在 2.0 L 以上,从而降低尿路结石成分的过饱和状态,预防结石的复发。生活在干旱和炎热地区、参加运动和出汗多的人更应该多摄入液体以保持足够的尿量。推荐结石患者在家中测量尿比重,以使尿的比重低于 1.01 为宜,以便达到维持可靠的尿液稀释度。在某些特殊的时段如夜间,两餐之间或体液丢失过多时,尿液呈一过性饱和状态,也有助于结石的形成。在此期间也应尽量增加液体的摄入。关于液体的种类,一般认为以草酸含量少的非奶制品液体为宜。应尽量避免过多饮用咖啡、红茶、葡萄汁、苹果汁及可乐等饮料。推荐多喝橙汁、酸果蔓汁和柠檬水。

（2）合理含钙饮食:每日饮食钙的含量低于 800 mg（20 mmol）就会引起体内负钙平衡。低钙饮食虽然能够降低尿钙的排泄,但是可能会导致骨质疏松和增加尿液草酸的排泄。摄入正常钙质含量的饮食、限制动物蛋白和钠盐的摄入比传统的低钙饮食具有更好的预防结石复发的作用。正常范围或者适当程度的高钙饮食对于预防草酸钙结石的复发具有临床治疗的价值。但是,饮食以外的药物性补钙对结石预防可能是不利的。成人每天钙的推荐摄入量为 800～1 000 mg（20～25 mmol）,推荐多食用乳制品（牛奶、干酪、酸乳酪等）、豆腐、小鱼等食品。低钙饮食仅适用于吸收性高钙尿症患者,其他类型的草酸钙结石患者不推荐低钙饮食,甚至肠源性高草酸尿症患者应适量补钙。

（3）低草酸饮食:虽然仅有约 20％的尿液草酸来源于饮食,但是,大量摄入含草酸食物以后,尿液中的草酸排泄量会明显增加。草酸钙结石患者尤其是高草酸尿症患者,应避免大量摄入甘蓝、杏仁、花生、欧芹、菠菜、红茶和巧克力等富含草酸的食物。其中,菠菜中草酸的含量是最高的,草酸钙结石患者更应该注意忌食菠菜。

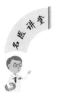

（4）低钠饮食：高钠饮食不仅会增加高血压、心脑血管疾病的发病风险，还会增加尿钙的排泄，增加草酸钙结石形成的风险。WHO 推荐每天氯化钠（食盐）的摄入量应少于 5 g。目前，我国居民日均食盐摄入量是推荐量的 2 倍，应尽量减少食盐的摄入量。

（5）低蛋白饮食：高蛋白质饮食引起尿钙和尿草酸盐排泄增多，同时使尿的枸橼酸排泄减少，并降低尿的 pH 值，是诱发草酸钙结石形成的重要风险因素之一。避免过量摄入动物蛋白质，每天动物蛋白质的摄入量应该限制在 150 g 以内。其中，复发性结石患者每天蛋白质的摄入量不应该超过 80 g。

（6）富蔬果饮食：水果和蔬菜的摄入可以稀释尿液中的成石风险因子，如尿钠、尿钙等，同时增加尿枸橼酸的浓度，尿枸橼酸盐能有效预防含钙结石复发。因此，低枸橼酸尿症患者可以通过增加水果和蔬菜的摄入来预防结石复发，特别是柑橘类水果。但有些草酸含量高的蔬菜水果应避免过多食用，如菠菜、甘蓝及苋菜等。

（7）富粗粮和纤维素饮食：增加摄入粗粮及纤维素饮食如米麸等，可以减少尿钙的排泄，降低多种含钙尿路结石的复发率。但也要注意，某些纤维素食物如麦麸等富含草酸。因此，草酸钙结石患者应避免过多食用。

（8）减少维生素 C 摄入：维生素 C 在体内能够转化而形成草酸。服用过量维生素 C 后，尿液中草酸的排泄显著增加，草酸钙结晶相应增加。正常饮食中的维生素 C 含量并不增加尿路结石形成的风险，但是草酸钙结石复发患者不应该摄入大剂量的维生素 C，每天维生素 C 的推荐摄入量不超过 1 g。

（9）低嘌呤饮食：伴高酸尿症的草酸钙结石患者应避免高

嘌呤饮食,推荐每天食物中嘌呤的摄入量少于 500 mg。常见富含嘌呤的食物有:动物的内脏(肝脏、肾脏),家禽皮,带皮的鲱鱼,沙丁鱼和凤尾鱼等。

由于身体是一个有机整体,对于草酸钙结石患者的饮水指导,不能仅局限于结石复发,还要综合考虑基础身体情况和机体其他营养需求,应强调饮食营养的综合平衡,避免某一种营养成分的过度摄入。

改变生活习惯和调整饮食结构无效的高危患者,还应配合药物预防。目前,治疗含钙结石的药物主要有枸橼酸盐、噻嗪类利尿剂等,其中枸橼酸盐具有一定的溶石作用。枸橼酸盐是含钙结石形成的抑制物,可以与钙络合成为溶解度更高的枸橼酸钙,降低尿液中形成结石的钙盐浓度,有效提高治疗效果。

54. 感染性结石的特点有哪些

感染性结石又称鸟粪石,是指由可产生尿素酶的微生物感染所引起的结石,占所有结石的 5%～15%,在复杂性肾结石中的比例更可高达 38%～47%,女性比男性多见,有尿路畸形患者易发,常见的结石成分为六水磷酸镁铵及碳酸磷灰石等。最常见的病原菌为奇异变形杆菌。感染性结石一般生长速度快,常迅速填满肾盂和肾脏各个大盏,形似鹿角形,又称为鹿角形结石。感染性结石呈深灰色,松散易碎,在 X 线片上表示为半透光结石,pH 值<5.5 时感染性结石的溶解度明显升高。因尿路感染与结石梗阻可以互相促进,形成恶性循环,协同危害肾功能,故对肾脏功能影响比一般结石更大。如果不给予治疗,感染性结石容易导致肾功能恶化及致命的尿源性脓毒血症,因其较高

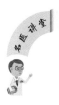
的肾功能丧失率、复发率和病死率,临床上又成为"恶性"结石病。

55. 感染性结石的治疗要点有哪些

感染性结石应尽可能用手术方法清除结石,然后通过合理使用抗生素、酸化尿液、使用尿酶抑制剂、饮食调整、多饮水、多运动的综合防治措施,以期最大限度地清除结石,减少复发,减少感染、肾功能丢失等并发症。

对于肾脏、输尿管结石梗阻并发感染,尤其是急性炎症期的患者,如果直接手术碎石会引起炎症扩散甚至危及生命,所以必须先控制感染。而此类结石患者单用抗生素抗感染治疗往往难以奏效,所以需要先行肾脏穿刺造瘘,或者从输尿管内置入支架管以引流,这样可以使感染易于控制,避免感染及梗阻造成肾功能的进一步损害。

结石并发感染后长时间使用广谱抗生素容易出现真菌感染,这是临床治疗的一个难点。出现尿路真菌感染时应该积极应用敏感的抗真菌药物,但是全身应用抗真菌药物不良反应大,可能加重肾功能的损害。此时,可以考虑局部灌注抗真菌药物治疗结石并发的真菌感染。

感染性结石在感染控制后应该选择相适应的治疗方法处理结石。

56. 尿酸结石的特点有哪些

尿酸结石顾名思义是一类以尿酸为主要成分的结石。这类结石的形成与高尿酸尿相关。最常见的原因是饮食中嘌呤摄入过高,约20%的痛风患者患有尿酸结石。尿酸结石在X线片上表示为透光结石,即X线阴性结石(无法在X线片上显影)。尿酸结石呈黄色或砖红色,多为圆形,表面光滑,结构致密,质地稍硬,pH值>6.8时尿酸结石的溶解度明显升高。此外,尿酸结石与高尿酸血症密切相关,具有容易复发的特点。

57. 尿酸结石的治疗要点有哪些

尿酸结石的治疗应以综合治疗为主。一方面,可采用微创手术取石或溶石治疗去除已形成的结石,但这只是治标。溶石治疗包括经皮化学溶石和口服溶石药物两种方式,口服溶石药物主要有枸橼酸盐、碳酸氢钠等药物,其中枸橼酸盐能增加枸橼酸的排泄从而增加尿液溶解尿酸的枸橼酸浓度,降低尿液草酸钙、磷酸钙和尿酸盐的过饱和度,提高对结晶聚集和生长的抑制能力,能有效地减少结石的复发,其疗效最好。枸橼酸盐主要包括枸橼酸氢钾钠、枸橼酸钾、枸橼酸钾钠和枸橼酸钾镁等制剂。枸橼酸钾和枸橼酸钾钠都具有良好的治疗效果,但是钠盐能够促进尿钙排泄,单纯应用枸橼酸钠盐时,降低尿钙的作用会有所减弱。临床研究也表明枸橼酸钾盐的碱化尿液效果比钠盐好,而且,钾离子不会增加尿钙的排泄。因此,枸橼酸钾的溶石效果比枸橼酸钠更强。目前,枸橼酸氢钾钠是最新的一种枸橼酸盐,具有口感好、腹泻等不良反应小等优点。

尿酸结石极易复发,因此降低血液和尿液中尿酸浓度,减少或避免结石复发才是治本。尿酸结石患者要避免高嘌呤饮食,多饮水(2500ml以上),适当多运动,口服别嘌呤醇等抑制尿酸形成药物,口服碳酸氢钠、枸橼酸盐等增加尿酸溶解药物等。

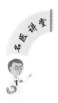

58. 磷酸盐结石的特点有哪些

磷酸盐结石主要是指磷酸钙结石和磷酸镁铵结石。磷酸钙结石又可分为碳酸磷灰石、二水磷酸氢钙和碳酸三钙。磷酸钙结石呈浅灰色,质地坚硬,可有同心层,pH 值<5.5 时磷酸钙结石的溶解度明显升高,在 X 线片上显影,为 X 线阳性结石。磷酸镁铵结石呈深灰色,鹿角形,松散易碎,pH 值<5.5 时磷酸镁铵结石的溶解度明显升高,在 X 线片上显影很淡。

59. 磷酸盐结石的治疗要点有哪些

首先,通过微创手术去除需要外科治疗的结石,然后再去除病因,减少结石复发,达到标本兼治。

磷酸钙结石与高钙尿相关。一部分患者与甲状旁腺功能亢进以及肾小管酸中毒相关。因此,在治疗结石的同时,还需要注意患者是否为这些疾病所引起。如合并此类疾病,还需要积极治疗基础性疾病。

噻嗪类利尿药可以降低患者尿钙水平,另外可以抑制骨质吸收,增加骨细胞的更新,防止高钙尿症结石患者发生骨质疏松现象。因此,对于磷酸盐结石患者,使用噻嗪类利尿药可以减轻引起该类结石的高钙尿症,预防结石的复发。

60. 胱氨酸结石的特点有哪些

胱氨酸结石是一种常染色体隐性遗传病。由于肾小管功能缺陷,肾小管基底膜对胱氨酸重吸收发生障碍,导致胱氨酸在尿中过饱和,大量析出的胱氨酸结晶形成胱氨酸结石。胱氨酸结石呈土黄色,蜡样外观,表面光滑,也可呈鹿角形,质地坚韧,激光不易粉碎,在 X 线片上显影很淡。此类结石因肾脏重吸收胱氨酸功能障碍引起,其诱因无法去除,故手术碎石治疗后,结石复发率高,虽然药物治疗及术后指导可以减少该类结石的复发,但因条件苛刻,依从性差。

61.　胱氨酸结石的治疗要点有哪些

胱氨酸结石的治疗除手术碎石外,药物治疗以及术后随访及预防也十分重要。胱氨酸结石的治疗包括多饮水,减少胱氨酸摄入,碱化尿液以增加其溶解度,应用抗胱氨酸药物。如果24 h 尿液的胱氨酸排泄高于 3 mmol 时,应用抗胱氨酸药物,抗胱氨酸药物主要是硫醇类药物,包括硫普罗宁(α - 巯丙酰甘氨酸)、卡托普利、青霉胺、乙酰半胱氨酸等,硫醇类药物通过自身的巯基与胱氨酸结合使溶解度增加,可起到辅助溶解结石的作用。

胱氨酸在碱性环境中可溶解。因此,碱化尿液或者经皮化学溶石治疗可以起到溶石效果。溶石治疗的同时还需要大量饮水,保持每日尿量 3 000 ml 以上,尤其是要确保夜间尿量要多。但因为完全溶解胱氨酸结石需要尿中 pH 值较高,故口服药物溶石的可操作性差。过度碱化尿液容易增加磷酸钙的风险。因此,口服溶石治疗主要用于术后残石的辅助治疗和预防胱氨酸结石的复发。经皮化学溶石可使用 0.3 mol/L 或 0.6 mol/L 的三羟甲氨基甲烷(THAM)液,THAM 液的 pH 值在 8.5～9.0。

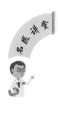
对于胱氨酸结石患者结石的预防,还应控制钠盐的摄入,建议钠盐的摄入量限制在 2g/d 以下,同时宜多摄入以蔬菜及谷物为主的低蛋白饮食,避免过多食用富含蛋氨酸的食物(大豆、小麦、鱼、肉豆类和蘑菇等),低蛋白饮食可减少胱氨酸的排泄。

62. 为什么尿路结石容易复发

尿路结石是一种容易复发的疾病,如未采取有效结石预防治疗,终身复发率接近 100%。影响尿路结石形成的因素有很多,代谢异常、尿路梗阻、感染、遗传、环境因素、饮食习惯、生活方式、职业、异物和药物都是结石形成的常见病因。根据流行病学资料发现,先天性尿路梗阻、代谢异常和遗传等内在因素在所有结石形成中占 1/2～2/3 的作用,而生活方式、饮食习惯等占 1/3～1/2 的作用,而遗传、代谢疾病和先天性尿路梗阻这些内在身体因素都很难改变。因此,如果患者本身就为结石易发体质,再不注意结石预防,结石极易反复生成。

63. 哪些人为结石好发人群

尿路结石本身就为常见病、多发病,如果有以下情况者更容易罹患尿路结石。

(1)初发结石年龄小于 35 岁,提示患者本身具有代谢异常、尿路梗阻等内在结石好发因素。

(2)双肾多发结石患者,累计罹患尿路结石 3 次。

(3)有明确结石形成代谢异常疾病,如甲状腺旁腺功能亢进、远端肾小管性酸中毒、高钙尿症、高草酸尿症、低枸橼酸尿症、痛风、糖尿病、肥胖及骨质疏松等。

（4）有明确尿路梗阻者，如肾盂输尿管连接部狭窄、肾盏狭窄、双肾盂双输尿管畸形及输尿管末端囊肿等，容易尿液郁积和反复尿路感染者。

（5）长期卧床患者，瘫痪、骨折等，容易使血钙增高，进一步造成尿钙增多，形成肾结石。

（6）不健康生活方式：缺乏运动，饮水少，长期高温环境工作，高蛋白、高糖、高脂、高草酸及高嘌呤饮食，如职业司机、炼钢工人及白领等。

（7）有尿路结石家族史者。

64. 尿路结石患者为什么要长期规律地随诊复查

尿路结石的随诊复查分为预防性随诊复查和治疗后随诊复查。尿路结石发病率高，复发率高，是一个终身性疾病，任何健康人群都有罹患尿路结石的可能，长期规律的体检复查，有助于建立健康档案和及时发现尿路结石，便于医师分析结石形成原因、及时治疗清除结石和制订有效的复发预防措施，可有效地避免尿路结石引起输尿管狭窄、肾萎缩及肾功能衰竭等严重并发症。

尿路结石患者更要长期规律随诊复查。即便是暂时不需治疗的细小尿路结石，随病程延长结石可能会逐渐增大，如不定期复查随诊，可能会错过最佳治疗时机，增加手术难度，并可能引起输尿管狭窄、肾萎缩及肾功能衰竭等严重后遗症，这类患者应每6个月复查一次。采用药物治疗的尿路结石患者，每2～4周要复查一次以观察治疗效果，有无结石排出、积水有无加重、肾

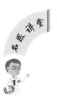
功能有无恶化,以便及时调整治疗方案。尿路结石碎石术后前3个月,每2～4周复查一次,3个月后如果检查正常可每6个月复查一次,以观察有无结石残留、残留结石是否排出、肾功能的变化、积水有无完全恢复、有无肾萎缩及输尿管狭窄等远期并发症,以便及时采取相应的治疗措施。尤其是术后输尿管狭窄引起的肾重度积水和肾萎缩是引起肾功能丢失的主要原因,长期规律随诊复查能及时发现输尿管狭窄,及时治疗就能避免肾功能衰竭和肾切除。

65. 为了尽可能预防结石复发,需要检查和评估哪些因素

尿路结石的复发率高,为了减少结石复发,结石患者术后必须接受定期检查和评估。

明确结石成分对于预防结石具有一定指导作用。因此,对于结石术后患者,在条件允许的情况下,对结石成分进行分析是必不可少的,只有明确了结石成分后,才可以制订进一步的预防措施。

尿路结石形成与代谢异常、尿路梗阻和感染等因素密切相关。针对这些原因,每位患者应检查血常规,血生化检查(血糖、肌酐、尿酸、血钾、血钙、血钠及血镁等),晨尿尿常规(pH 值、白细胞、细菌学等)。复杂性肾结石患者(结石反复复发、肾内结石残留、仍存在结石形成高危因素的患者),还应检查收集 24 小时尿液,分析钙、草酸、枸橼酸、尿酸、镁、磷酸、尿素、钠、钾、肌酐和尿量等指标;中段尿培养;检查甲状腺旁腺功能等,如未排除胱氨酸尿患者尚需进行尿胱氨酸检查。

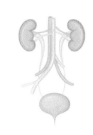

第二章
肾 结 石

尿液是在肾脏中产生,并通过肾脏排出体外,产尿、排尿是肾脏的最主要的功能。肾脏内部有7～8个漏斗状样的结构,医学上称为肾小盏,肾脏产生的尿液就是由这些肾小盏全部收集起来,每2～3个肾小盏再汇集起来,构成一个大一点的漏斗样结构,叫肾大盏,一个肾脏有2～3个肾大盏,分别是肾上盏、肾中盏和肾下盏,少数肾脏中盏和下盏合为一个大盏,这2～3个肾大盏再汇集成一个更大的漏斗样结构,叫肾盂,肾盂和输尿管

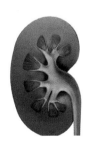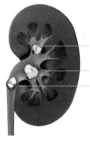

肾盏结石

肾盂结石
输尿管结石

图2-1 肾结石

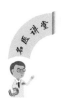

相连,将尿液输送出去。

肾脏的肾小盏、肾大盏的数目和形态变化较大,肾盂一般只有一个。结石位于肾盂,就叫肾盂结石。

67. 什么是肾盏结石

如果结石位于肾小盏或肾大盏,就叫肾盏结石。肾盏结石多不引起肾盂积水和肾绞痛等不适症状。但肾盏结石过大堵塞肾盏盏颈,也可引起肾盏局限性积液,这时也需要手术治疗。

68. 什么是肾盏憩室结石

肾小盏和肾大盏的形状大致呈漏斗状,但是这个漏斗状结构往往不规则,有的局部比较薄弱,有的"漏斗"出口局部有狭窄,日久这个部位的肾盏会逐渐扩张扩大,形成一个憩室样的结构,医学上称为肾盏憩室,肾盏憩室是与肾盏相通的,这个通道往往狭窄细小,这样就会形成局部尿液梗阻,尿液内矿物质和上

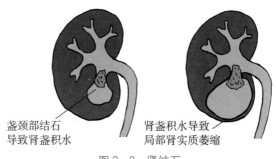

盏颈部结石
导致肾盏积水

肾盏积水导致
局部肾实质萎缩

图 2-2 肾结石

皮坏死组织不易排出,就容易形成结石,结石进一步加重梗阻,从而形成恶性循环,结石进一步增大,这样的肾盏憩室内结石,就叫做肾盏憩室结石。肾盏憩室一般发生于肾小盏。

69. 什么是肾铸型结石

尿液在肾脏内是通过肾小盏、肾大盏和肾盂逐步收集的,如果结石在肾脏没有随着尿液被排出体外,就会逐渐增大,随着结石的增大,结石会"长"满多个肾盏甚至肾盂,并成为一个整体,如同铁水浇在模具里形成的铁块,这种结石就叫作铸型结石。铸型结石形似鹿角,又称为鹿角形结石。铸型结石可以"充填"全部的肾盏肾盂,叫作完全性铸型结石,也可以"充填"部分的肾盏肾盂,叫作不完全性铸型结石。

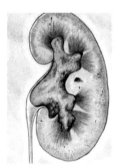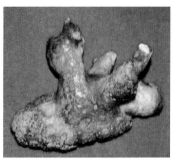

图 2-3　肾铸型结石

70. 肾结石的临床表现有哪些

较小的肾结石(直径 6 mm 以下),特别是直径 3 mm 以下的

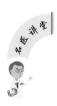
肾结晶,通常不会引起腰酸、肉眼血尿等不适症状,多在健康体检时被发现。如结石逐渐增大引起肾盂积水或合并尿路感染,此时会引起疼痛、血尿和尿路感染。

疼痛位于腰背部或腰腹部,多为隐痛或酸痛。这种疼痛不随体位变化而改变。血尿如果肉眼可见,称之为肉眼血尿;如果肉眼看不出,尿液化验检查出红细胞,称之为镜下血尿;肾结石引起的血尿既可表现为肉眼血尿,也可表现为镜下血尿。如肾结石合并有感染,可以出现尿频、尿急、尿痛等尿路感染的症状,感染严重者可出现发热、乏力、精神萎靡等全身症状,甚至出现感染性休克。

71. 肾结石的危害有哪些

逐渐增大的肾结石可能会引起肾积水、肾功能损害、反复尿路感染等危害,长期的肾结石刺激肾盂黏膜还有可能引起肾脏癌变。

肾结石逐渐增大可堵塞肾盂或肾盏,使得堵塞部位上方尿液引流不畅,导致肾积水和肾萎缩。肾积水可以是轻微的,也可以很严重,这与结石的大小和部位有关,持续严重的肾积水会导致肾功能损害,甚至导致肾脏功能完全丧失。肾结石作为体内异物,容易使细菌黏附定植,引起持续顽固的尿路感染,这会进一步加重肾功能的损害。肾结石合并急性严重的尿路感染可以出现寒战、高热、尿源性脓毒血症休克,甚至危及生命。肾结石可以刺激黏膜组织生长形成息肉,堵塞肾盏或输尿管,引起顽固性狭窄。

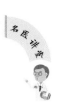

72. 哪些肾结石只需要密切随访复查

（1）一般来说，直径小于 6 mm 的肾结石可能自行排出体外，因此无须处理。特别是没有输尿管狭窄、没有尿路感染、以前曾有过自行排出尿结石的患者，只需要密切随访观察。

（2）没有引起明显血尿、明显腰酸、反复尿路感染和肾盂积水的 6～10 mm 肾结石。

（3）一般身体情况较差，手术风险极大或者无法耐受手术者，没有引起严重血尿、腰酸、尿路感染、肾盂积水且肾功能正常的直径 10 mm 以上肾结石患者，但需要定期复查，如果肾积水加重影响肾功能，就需要行经皮肾盂穿刺引流术或者输尿管支架管置入术以保护肾功能。

73. 哪些肾结石可以尝试药物治疗

以下几种情况，肾结石可以尝试药物治疗。

（1）直径 6 mm 以下的小肾结石，且结石数量不是很多，没有输尿管狭窄的患者，通过口服排石药物、多饮水、多运动，可能促进肾结石自行排出。

（2）体外震波碎石或者手术碎石后残留的直径 6 mm 以下的结石碎片。

（3）如果通过结石成分分析明确为尿酸结石、胱氨酸结石，可通过枸橼酸盐等溶石药物治疗取得较好的疗效。

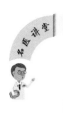
74. 肾结石如何进行药物溶石治疗

通过结石成分分析可将肾结石分为草酸钙结石、磷酸钙结石、感染性结石、尿酸结石和胱氨酸结石五大类，其中草酸钙结石占 75%~85%。

（1）尿酸结石和胱氨酸结石对溶石治疗的效果较好，可通过口服枸橼酸盐、碳酸氢钠和别嘌呤醇碱化尿液，增加尿液中尿酸和胱氨酸溶解度，促进结石溶解排出。

（2）感染性结石也可通过口服或肾盂穿刺注射氯化铵、抗生素和尿酶抑制剂，也有一定的溶石作用。

75. 哪些肾结石可以行体外震波碎石治疗

体外震波碎石术是利用冲击波从体外将人体内的结石击碎，变成细小的碎块，以利于排出体外。它与 CT 和磁共振成像一起被誉为 20 世纪三大医疗新技术。我国的医疗技术人员早于 20 世纪 80 年代初就着手于体外震波碎石的研究，并于 1985 年生产了自己的碎石机并投入临床应用。其后，体外震波碎石技术在我国得到了迅猛的发展。

直径 2cm 以下的肾结石均可尝试行体外震波碎石术，但直径 1cm 左右的肾结石体外震波治疗效果最佳。并不是所有的肾结石患者均适合行体外震波碎石治疗，尤其是以下患者：①直径 2cm 以上肾结石；②没有治愈的出凝血功能障碍患者；③没有治愈的尿路感染患者；④未良好控制的高血压、糖尿病、心脏病患者；⑤急性肾功能不全患者；⑥合并明确输尿管狭窄,碎石可能无法排出者;⑦过度肥胖、阴性结石,导致结石无法定位者;⑧孕妇。

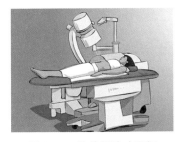
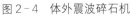
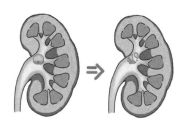

图 2-4 体外震波碎石机　　　图 2-5 碎石示意图

76. 肾结石体外震波碎石治疗的准备事项有哪些

体外震波碎石虽为门诊治疗,无需麻醉,无需住院,但仍要做好以下治疗前评估和准备事项。

(1)详细了解病史,有无自行排石史、结石手术史、输尿管狭窄、近期发热等病史,基础慢性疾病及控制情况,育龄期女性需要排除怀孕。

(2)通过 B 超、CT 或 X 片检查,详细评估结石大小、数量、位置和积水情况等。

(3)实验室检查血常规、尿常规、血凝常规、肾功能,评估有无尿路感染、凝血功能障碍和肾功能情况,如有异常,需要治疗后复查评估。

(4)向患者解释体外震波碎石原理、流程及成功率、可能出现的不适症状和随访复查要点,减轻患者的担心和恐惧。

(5)体外震波碎石前一天晚饭吃少渣饮食,晚饭后口服泻

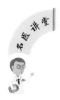
药进行肠道准备,然后一直禁食至碎石完成后。

77. 肾结石体外震波碎石治疗的复查要点有哪些

体外震波碎石虽为微创治疗,但治疗后仍会出现一些不适症状。大多数人体外震波碎石后会出现一过性肉眼血尿,多数持续 1～2 天后逐渐缓解,如果血尿进一步加重,需要到医院就诊治疗。少部分患者还会出现肾周血肿,一般都会缓慢吸收好转,需要手术治疗者极为罕见。感染性结石和震波碎石后石头碎块会释放大量细菌和炎性介质,加之碎石梗阻于输尿管引起肾盂高压、冲击波引起的肾组织损伤等因素,均可引起尿路感染。绝大部分患者症状较轻,口服抗感染药就可好转,极少数可出现高热,甚至尿源性脓毒血症,尿源性脓毒血症病情进展较快,可继发感染性休克甚至死亡,需要高度重视并积极治疗。碎石排出过程中,由于结石碎片或者颗粒排出短暂堵塞输尿管,也会引起肾绞痛发作。如果结石较大,碎石过多聚集停留在输尿管管腔内形成"石街",多数需要手术处理。

碎石能量越高,碎石成功率越高,但并发症也会增高。为了尽可能减少并发症,往往会采用低能量碎石,并限制碎石次数。

体外震波碎石术后还需要多饮水,每天至少饮水 2 500 mL以增加尿量,还需适当多运动以方便碎石排出。同时,需要辅助口服排石冲剂、输尿管扩张药物和适量抗生素预防感染。体外震波碎石后,每 10～14 天复查评估一次碎石效果,如果碎石效果不佳,可再次碎石,但总碎石次数不建议超过 3 次,否则累计肾损伤会显著增加,并发症会明显增高。

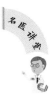

78. 哪些肾结石需要行手术治疗

需要手术治疗的肾结石包括以下方面：①引起肾积水、腰痛、肾功能损害的较大肾结石（直径 10 mm 以上）。②引起持续肉眼血尿的较大肾结石（直径 10 mm 以上）。③引起反复尿路感染的较大肾结石（直径 10 mm 以上）。④溶石治疗、体外震波碎石失败的较大肾结石（直径 10 mm 以上）。

79. 肾结石治疗的手术方式有哪些

治疗肾结石的主要手术方式有经皮肾镜取石术、输尿管软镜碎石术、腹腔镜下肾盂切开取石术、开放性肾盂切开取石术和开放性肾实质切开取石术。相对于开放性手术，经皮肾镜取石术、输尿管软镜碎石术和腹腔镜手术被称为微创手术。随着设

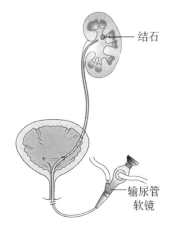

结石

输尿管软镜

图 2-6 输尿管软镜碎石示意图

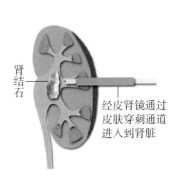

肾结石

经皮肾镜通过皮肤穿刺通道进入到肾脏

图 2-7 经皮肾镜取石示意图

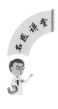
备的改进和医师技术的提高,经皮肾镜取石术和输尿管软镜碎石术具有创伤小、恢复快、清石率高等诸多优点,分别成为直径2 cm 以上和直径 2 cm 以下肾结石的首选治疗方法。

80. 为什么肾结石治疗前一定要有效控制感染

正如上述,肾结石体外震波碎石前必须控制尿路感染。否则,感染尿液和结石里、震波碎石后石头碎块会释放大量细菌和炎性介质,加之碎石梗阻于输尿管引起的肾盂高压、冲击波引起的肾组织损伤等因素,可引起腰酸、怕冷、发热甚至尿源性脓毒血症,可继发感染性休克甚至死亡。

目前,经皮肾镜取石术和输尿管软镜碎石术是肾结石的主要手术方式。这两种手术过程中,为了清晰地显露手术视野,需要持续地向肾盂和肾盏灌注生理盐水。通常生理盐水的灌注压力大于肾盂血管灌注压力。这个压力差就会使大量灌注液被肾盂黏膜静脉血管和淋巴管以及肾周组织所反向吸收。如果感染没有得到有效控制,尿液和结石中存在的细菌及释放的内毒素伴随灌注液被机体吸收,大量细菌和感染毒素进入血管,会产生尿源性脓毒血症,甚至导致感染性休克,危及患者的生命安全。

因此,无论是体外震波碎石术,还是手术治疗,均需要使用敏感抗生素以有效控制尿路感染。

81. 肾结石如何进行输尿管软镜碎石术治疗

输尿管镜有硬镜和软镜两种。硬性输尿管镜为直的金属镜体,难以进到肾盂,更不可能看到各个肾盏;软性输尿管镜镜体可弯曲,最前端可以进行 270°弯曲,软镜进入肾盂后,通过对镜体的操控,可以观察到肾脏各个肾盏,进行相应的碎石治疗。输尿管镜体中央有一空心腔道,通过这个腔道,向肾盂灌注生理盐水,显露手术视野,同时可以插入柔软纤细的激光光纤来粉碎结石,或者插入相应的辅助工具,抓取结石。输尿管软镜有电子软镜和纤维软镜两种,比较而言,电子软镜清晰度更高,手术视野更大。

82. 输尿管软镜碎石术为什么要预置DJ管

输尿管软镜碎石术需要将较粗的输尿管软镜通过尿道、膀胱以及输尿管置入肾脏,方可完成碎石和取石。输尿管软镜碎石术为什么要提前预置 DJ 管,然后再二次行碎石术,而不是一次完成手术,减少痛苦,节省费用呢? 在搞清楚其中的原因之前,我们先了解人体**输尿管**和**输尿管软镜**设备的各自特点。

(1)输尿管:是上接肾脏下连膀胱的细长管道,全长 25～35 cm。输尿管不是我们想象的笔直均匀的管道,而是扭曲不均匀的上粗小细管道,输尿管有 3 个狭窄部:肾盂与输尿管移行处(输尿管起始处)、输尿管越过髂血管处、膀胱壁处,其中膀胱壁处最为狭窄,管径只有 2～3 mm,这些狭窄处是结石容易停留卡住的部位。由于输尿管是肌肉弹性管道,一般处于收缩状态,术前很难通过 B 超、CT 检查来评估判断输尿管管腔的粗细。

(2)输尿管软镜:输尿管软镜是一个全身可弯曲的细镜。

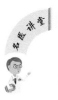
这条细长软镜包括了 3 个部分：光源摄像头（一部微型摄像机）、操作进水通道（注入生理盐水使视野清楚、置入钬激光光纤碎石、置入取石篮套取碎石）和操作关节。因此，即便科学技术越来越发达和生产工艺越来越先进，输尿管软镜镜体也无法做到无限细。目前，世界最细的输尿管镜直径也近 3 mm。由于输尿管软镜表面有很多弯曲关节，因此手术过程中容易损伤输尿管黏膜。为了保护输尿管，我们需要置入一个比输尿管软镜更粗的、更直的、更光滑的空心塑料管，医学上称为输尿管输送鞘。这个输尿管输送鞘直径近 5 mm。输尿管输送鞘比输尿管粗，难以直接放入输尿管内。因此，需要输尿管里先放入一根比较细的输尿管支架管（即 DJ 管）2～4 周，由于输尿管的蠕动和 DJ 管的被动扩张作用，输尿管管腔可明显变粗。此时，输尿管输送鞘可以轻易放入 99％患者的输尿管，从而顺利地完成输尿管软镜手术。

83. 输尿管软镜碎石术的优缺点有哪些

（1）优点：①输尿管软镜从尿道口逆行进入，通过尿道、膀胱和输尿管进入肾盂，是利用人体自然腔道，没有额外的伤口，对人体损伤最小，恢复快，住院时间短；②可以治疗绝大多数肾脏肾盏内结石，并将碎石大部分取出，清石率高；③与经皮肾镜取石术相比，大出血风险极低。

（2）缺点：①需要提前 2～4 周预置输尿管支架管（DJ 管）来扩张输尿管，增加了住院次数和手术次数；②极少数患者输尿管极度狭窄，即便置入输尿管支架管（DJ 管）扩张，仍无法置入输尿管输送鞘，只能改行经皮肾镜取石术；③部分下盏盏颈狭窄、下盏过长、肾盂漏斗角过小的肾下盏结石,输尿管软镜无法进入下盏导致碎石失败;④软镜碎石术是将结石激光击碎,取出大块碎石,细小碎石需要自行缓慢排出,因此早期清石率低于经皮肾镜手术,极少部分患者碎石无法排出再次形成结石;⑤输尿管软镜手术需要输尿管输送鞘、取石篮等辅助工具,输尿管软镜本身容易损坏,整体治疗费用高于经皮肾镜取石术;⑥由于输尿管软镜只能使用超细光纤,因此碎石速度较慢,适合直径 2 cm以下肾结石治疗,直径 2 cm 以上肾结石往往需要多次手术才能完成治疗。

84. 输尿管软镜碎石术的主要并发症有哪些

输尿管软镜碎石术的手术并发症和硬镜相似,主要有血尿、腰酸、腰痛、感染、结石残留及输尿管损伤。血尿和腰酸、腰痛一般较为轻微,数天后多可自行缓解。如果术前合并尿路感染,又没有得到有效治疗,手术中或手术后就有可能出现比较严重的感染,甚至是尿源性脓毒血症、感染性休克和死亡。轻度输尿管损伤,留置 DJ 管后可自行恢复;如果损伤比较严重,容易导致输尿管狭窄。

85. 输尿管软镜碎石术DJ管留置的注意事项有哪些

DJ 管是输尿管支架引流管,因为管子的两端卷曲而得名,又因形似猪的尾巴,也叫双猪尾管。DJ 管中间空,并有许多侧孔,DJ 管在输尿管内主要是起支撑和引流的作用。手术前留置 DJ 管,是为了扩张输尿管,有利于输尿管软镜手术成功。手术

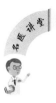
后留置 DJ 管,一是为了支撑输尿管,输尿管轻微的损伤可以比较快地得到修复,不至于以后发生输尿管狭窄;二是可以很好地引流尿液;三是可以扩张输尿管,有利于结石碎屑和小的结石排出。但是,DJ 管毕竟是人体异物,放在体内可引起血尿、尿频、尿急及腰部酸痛等一些不适症状,多数患者的这些不适症状较为轻微,可以耐受;不适症状较严重的患者可以辅助服用药物来缓解;极少数症状极其严重的患者则可能需要提前拔出 DJ 管才能缓解不适。如何减少这些术后不适呢? 多喝水,每天保证2500 ml 以上的饮水量;少活动,尤其是跑步、骑自行车、上下楼梯这样的反复抬腿样运动,可以进行适当散步等轻微活动;勤排尿,不要憋尿太足才排尿。同时,千万不要忘记体内的支架管,根据医师嘱托及时拔出和定期复查。

86. 肾结石如何进行经皮肾镜取石术治疗

经皮肾镜取石术(percutaneous nephrolithotomy,PCNL)是在超声、X 线透视或 CT 等影像指引下,建立从皮肤到肾集合系统的人工通道,经通道置入内镜和碎石、取石器械,对肾集合系统和(或)输尿管内结石进行清理的一种手术方法。1941 年,Rupel 和 Brown 首次描述了经皮肾取石术,从 I 期开放肾造瘘术形成的瘘道中取出结石。1955 年,Goodwin 等首次描述了未经影像辅助引导下通过放置经皮肾造瘘管引流重度肾积水,被认为是首例经皮肾造瘘术。1976 年,Fernström 和 Johannson 首次应用肾镜通过经皮穿刺扩张的肾造瘘通道用套石篮成功取出肾盂内结石,被认为是历史上第一例 PCNL。1984年,Wickham 等将该技术正式命名为"经皮肾镜取石术"。

1985 年,引进中国,近年在国内得到广泛开展,已成为直径 2 cm 以上的肾结石、体外碎石无效或软镜碎石失败的直径 2 cm 以下的肾结石,以及部分输尿管上段嵌顿结石的标准术式。经皮肾镜取石术无须像开放手术那样需在腰部切一个 10 cm 以上的切口。因此,创伤更小,对肾功能影响更小,恢复更快,痛苦更小。

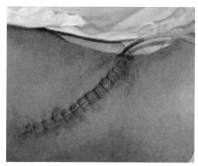
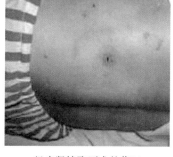

传统开放手术的切口　　　　　经皮肾镜取石术的伤口

图 2-8　手术切口对比

87. 什么是标准经皮肾镜取石术

2000 年,欧洲提出通道为 24 F 的标准经皮肾镜取石术(PCNL)。2006 年,我国学者李建兴等开创了经 20 F～24 F 通道的气压弹道联合超声碎石的新标准,区别于传统 26 F 以上的大通道及 18 F 以下的微通道(Mini - PCNL),我们称之为标准通道经皮肾镜取石术(standard percutaneous nephrolithotomy, SPCNL)。

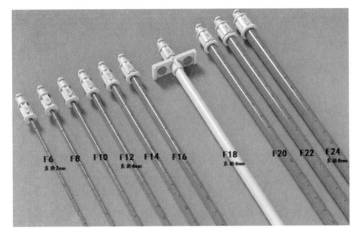

图 2-9　F6~F24 的扩张鞘(操作通道)

88. 哪些患者适合做标准经皮肾镜取石术

根据《中国泌尿外科疾病诊断治疗指南(2019 版)》推荐,经皮肾镜取石术适应证包括以下几点:①完全性和不完全性鹿角型结石、直径≥2 cm 的肾结石、有症状的肾盏结石或憩室结石、体外冲击波难以粉碎和治疗失败的结石。②输尿管上段 L4 以上、梗阻较重或长径>1. 5 cm 的较大结石;或因息肉包裹及输尿管上端迂曲、ESWL 无效或输尿管镜操作失败的输尿管结石。③特殊类型的肾结石,包括肥胖患者肾结石、肾结石合并肾盂输尿管连接部梗阻或输尿管狭窄、孤立肾合并结石梗阻、马蹄肾合并结石梗阻、移植肾合并结石梗阻以及无积水的肾结石等。④取肾盂、输尿管上段异物。

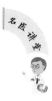

89. 什么是迷你经皮肾镜取石术

在开展经皮肾镜取石术早期,由于操作经验不足和穿刺精度不够,极易引起肾脏损伤和大出血。因此,临床医师一直在探索如何减少这种损伤和大出血风险。一部分医师和学者认为,这是由于穿刺扩张通道过大,增加了肾实质和血管损伤。因此,能否尽可能缩小这种穿刺通道所造成的损害,就是该方法治疗成败的关键所在。2001 年,Lahme 等提出经皮肾镜通道为 16～18 F 的 PCNL,命名为迷你经皮肾镜取石术(minimally invasive percutaneous nephrolithotomy,mini‐PCNL)。

90. 哪些患者适合做迷你经皮肾镜取石术

由于迷你经皮肾镜取石术的操作通道更小,因此肾损伤和出血风险更低。但是操作通道小也限制了冲洗液的循环和碎石设备的使用,迷你经皮肾镜取石术只能使用钬激光碎石,无法使用气压弹道和 EMS 碎石设备,因此碎石效率相对较低。较小的操作通道导致灌注液流出不畅,容易引起肾盂高压,导致术后发热甚至严重的尿源性脓毒血症。较小的操作通道,结石必须击碎成更小的碎块才能从通道排出。因此,结石必须击碎得更小,这样也影响了碎石速度。因此,安全性和碎石效率是一对矛盾的要素,通道越大,安全性越低,碎石效率越高;相反通道越小,安全性高,但碎石效率低。因此,迷你经皮肾镜取石术适合结石负荷不是特别大的结石,直径 3 cm 以下结石最为合适。

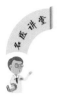

91. 什么是大通道经皮肾镜取石术

大通道经皮肾镜取石术是指操作通道为 26～30 F 的经皮肾镜取石术。大通道具有手术视野开阔和操作空间大,术中可以随意进出粗大的肾镜,较大碎石直接可以通过钳夹取出,进水及出水通道比较大,可达到低压高流量灌流,有效降低肾内压力,减少了因灌流导致感染扩散的风险。

92. 哪些患者适合做大通道经皮肾镜取石术

研究发现>30 mmHg 的肾盂压力会引起肾盂内液体反流,而大通道通常能在术中保持低于 30 mmHg 的肾盂压力。尤其是 EMS 超声碎石时,需采用大通道和标准通道,原因是大通道才能置入直径大的肾镜和与之配套粗大的 EMS 超声碎石杆,并保证进杆后不影响肾镜的灌流量。但大通道手术出血风险明显升高,因此大通道已经不再作为临床经皮肾镜取石术的常规通道,仅适用于需低压状态碎石的感染结石或者难以粉碎的大结石,尤其适用于结石处于肾盂及目标盏、不需要大幅度摆动镜体调整角度进行碎石的病例。

93. 什么是超细经皮肾镜取石术

2013 年,Desai 等提出了超细经皮肾镜取石术(ultra-mini PCNL,UMP)的概念,通过超声或 X 线引导下穿刺并以 11～13 F 金属鞘作为外鞘建立操作通道,使用 6 F 内鞘组合超细内窥镜通过操作通道进入集合系统,并配合钬激光在直视下将结石击碎。

94. 超细经皮肾镜取石术的优点有哪些

超细的通道降低了肾血管和肾盏撕裂的可能,出血少,故虽然视野小,但视野的清晰度得到了良好保证。因此,虽然微通道操作难度较高,但更低的出血量使得手术视野更为清晰、取石过程更为精细。由于损伤较小、出血少,绝大多数患者术后可不用留置肾造瘘管和输尿管 DJ 管,患者术后疼痛轻、恢复快、住院时间短,舒适度高。由于绝大多数患者术后不用留置肾造瘘管和 DJ 管,因此节省了费用,避免了再次入院拔管的痛苦和费用。

95. 哪些患者适合做超细经皮肾镜取石术

UMP 虽好,但是通道极小,操作难度大,碎石效率低,不适合多发结石、负荷较大结石的治疗。UMP 适宜于处理直径 1～2cm 少发的肾/输尿管上段结石。此外,UMP 也可作为复杂肾结石多通道 PCNL 中的辅助通道,有助于降低多通道手术穿刺及与通道建立相关的并发症,提高结石清除率。

96. 经皮肾镜取石术是否需要留置肾造瘘管

经皮肾镜取石术经过 30 余年的发展和完善,临床应用越来越广泛,已成为＞2cm 以上肾结石和输尿管上段结石的首选治

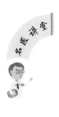

疗方案。随着手术技巧日趋成熟与设备的不断改进,经皮肾镜取石术经历了"一期经皮肾穿刺造瘘 + 二期(1～2 周后)碎石取石 + 留置肾造瘘管"、"同期穿刺造瘘 + 碎石取石 + 留置肾造瘘管"和"同期穿刺造瘘 + 碎石取石 + 不留置肾造瘘管"3 个发展阶段。由于留置肾造瘘管增加了住院时间,限制了患者术后活动,增加了拔除肾造瘘管操作和拔管引起的出血风险,对于结石负荷小、单发结石等患者,国内外结石诊疗指南推荐可不常规留置肾造瘘管。

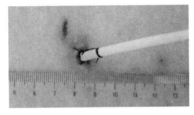
留置肾造瘘管

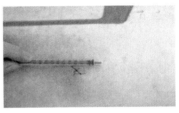
不留置肾造瘘管

图 2 - 10　肾造瘘管的留置

但是下列情况仍宜留置肾造瘘管:①有结石残留,需要保留通道行二次手术取石碎石者;②穿刺扩张通道时或术中有大出血,需要暂停手术,二期再手术取石碎石者;③肾积水严重肾皮质薄、术中通道丢失等导致尿外渗严重者,留置肾造瘘管可避免尿液渗出进一步增加,减少术后肾周感染等风险;④输尿管狭窄或者碎石梗阻、留置输尿管支架失败者,留置肾造瘘管可保证肾盂低压、减少术后尿外渗和感染、减轻术后腰部酸胀疼痛等不适;⑤术前临床诊断为感染性结石或患者合并有糖尿病、尿培养阳性、高龄、使用免疫抑制剂等感染高危因素,碎石过程中有大量感染性物质或者炎症介质释放,术后留置肾造瘘管以保证术

后肾盂持续低压,可降低术后感染特别是感染性休克的发生风险;⑥患者先天性只有一个肾脏,或者罹患其他疾病引起另外一个肾脏功能基本丧失或手术切除者;⑦患者术前服用阿司匹林、华法林、硫酸氢氯吡格雷片(泰嘉)等抗凝药物,或者患者为凝血功能轻度异常、糖尿病、高血压等出血体质,留置肾造瘘管可一定程度减少穿刺通道出血风险;⑧对于尿酸结石患者,可留置肾造瘘管为后续经造瘘管注射溶石药物治疗。

97. 不留置肾造瘘管的优势有哪些

随着医疗技术的发展和医师操作技术的娴熟,经皮肾镜取石术围手术期并发症越来越少;而且随着老百姓健康意识的提高,定期体检的重视,多发、铸型等复杂结石比率越来越低,越来越多的结石患者术后可不留置肾造瘘管。不留置肾造瘘管的优势主要有以下几个方面:①降低了出血风险,由于留置肾造瘘管反而不利于肾造瘘管通道的收缩闭合,术后延迟拔除肾造瘘管时反而增加了再次出血风险;②缩短了住院时间,留置肾造瘘管后必须拔除,常规术后3~7天拔管,这样显著延长了住院时间;③提高了患者术后生活质量,留置肾造瘘管会增加腰部疼痛不适,会限制患者在病床上的活动;④节省了医疗费用,留置肾造瘘管增加了住院时间就会增加床位、饮食及护理等费用,同时增加了止痛药、抗感染药物等的使用时间,增加了药物费用。

98. 经皮肾镜取石术DJ管留置的注意事项有哪些

DJ管具有保护输尿管、防止狭窄,引流肾积水、保护肾功

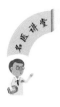

能,扩张输尿管、利于术后碎石排出和减少术后结石复发等重要作用,经皮肾镜取石术后需常规留置 DJ 管 4 周。由于这个管子的存在,也会出现不同程度的血尿、腰酸、尿频等不适症状。

(1)血尿:由于支架管与肾输尿管膀胱黏膜摩擦,术后患者均有不同程度的血尿,出血程度因人而异,但是输尿管狭窄、服用活血药物的患者会更加明显。不超过西瓜水颜色的短期血尿,只需多喝水、少活动即可缓解,如果出现持续严重血尿就需要治疗。

(2)腰酸:由于支架管的存在,排尿膀胱收缩时尿液挤压逆流入肾脏,从而引起排尿时腰酸不适症状,尤其是术后前几天更为明显。建议每次尿不要憋得太足,也就是勤排尿,另外排尿时不要太过用力,这样就可以缓解腰酸不适症状。

(3)尿频:由于支架管的一端位于膀胱三角区,就好比这根管子一直在跟膀胱挠痒痒,就会引起不同程度的尿频、尿急等不适症状。

对于高龄、女性、糖尿病等抵抗力差者,还可能会出现术后发热等表现。这些不适症状都跟支架管有关,虽然随着术后时间延长症状会越来越轻,但是只有支架管拔除后才会完全消失。如何减少这些术后不适呢? 多喝水,每天保证 2 500 ml 以上的饮水量;少活动,尤其是跑步、骑自行车、上下楼梯这样的需要反复抬腿样运动,可以进行适当散步等轻微活动;勤排尿,不要憋尿太足才排尿。

一定不要忘记拔管和复查!!!

DJ 虽然具有诸多保护作用,但是也会引起很多不适症状。因此,一定要根据手术医师医嘱按时拔除 DJ 管。如果留置 DJ 管时间过长,除了会引起反复感染、血尿、腰酸及尿频等不适外,还可能引起结石复发,支架氧化断裂导致拔除困难。由于很多结石患者本身有输尿管狭窄、扭曲等解剖性基础病因,部分患者治疗不及时会引起输尿管息肉增生狭窄,加之结石具有极高的复发特性等因素。因此,拔除 DJ 管后一定要定期复查 B 超、尿常规或 CT 等以明确有无输尿管狭窄、肾积水和结石复发等情况。

99. 气压弹道碎石机、钬激光碎石机和 EMS 碎石清石系统三种碎石武器的优缺点有哪些

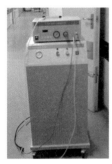 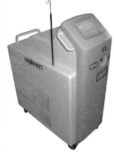 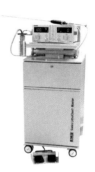

气压弹道碎石机　　　钬激光碎石机　　　EMS 碎石清石系统

图 2－11　临床常用碎石机(系统)

(1)气压弹道碎石机:工作原理为压缩空气进入弹道内,使弹头推动碎石杆高速运动反复撞击击碎结石。①优点:能量主要集中在结石上,无热效应,对黏膜组织几乎无损害,术后输尿管狭窄风险小;探针耐用,操作简单,碎石速度快,价格低廉。②缺点:无法弯曲,只能在硬镜下使用,无法配合输尿管软镜下使用;碎石杆振动幅度大,容易导致输尿管上段结石跑回肾盂导

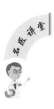

致碎石失败,需配合套石篮减少结石逃逸;对高硬度的结石效果不太理想;粉碎结石的碎片较大,无法做到完全粉末化,部分碎石可能无法自行排出。

(2)钬激光碎石机:激光产生的能量可使光纤末端与结石之间的水汽化,形成微小的空泡,并将能量传至结石,使结石粉碎成粉末状。①优点:钬激光具有优秀的碎石能力,可粉碎各种成分的尿路结石,特别适用于高硬度的结石,而且可将结石粉碎成更小的碎块,有利于结石排出而减少结石残留;钬激光光纤纤细,可适度弯曲,操作简单,可配合超细经皮肾镜、输尿管软镜、精囊镜等各种内镜下使用;钬激光对结石的移位作用弱,碎石过程中结石不易逃逸。②缺点:钬激光将结石打得更为粉碎,因此碎石速度比气压弹道慢;钬激光能量高,具有较强的热效应,如操作不当,容易导致输尿管及肾盂黏膜热损伤和穿孔,导致术后输尿管狭窄。

(3)EMS 碎石清石系统:是目前唯一一种能在碎石的同时进行清石的设备,包括气压弹道碎石系统、超声碎石系统、负压吸引清石系统。超声碎石是利用电能转变成声波,声波在超声转换器内产生机械振动能,通过超声探杆发生纵向振动,在结石的表面产生反射波,结石表面会因受压而破裂,但对柔软的组织并不造成损伤。①优点:超声探杆为中空探杆,口径很粗,灌洗液和结石屑可通过中空的探杆吸出。因此,视野清晰,碎石效率高,不易残留结石屑,而且术中肾盂压力较低,不易发生感染,特别适用感染性结石和大体积结石的治疗。②缺点:必须使用很粗的肾镜,穿刺通道必须更大;碎石力较小,对胱氨酸、一水草酸钙等较硬结石的碎石效果差。

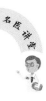

100. 为什么感染性结石首选EMS碎石治疗

尿源性脓毒血症为经皮肾镜取石术最严重的并发症,预后差,病死率高。结石体积巨大、手术时间过长、术中灌洗液压力过高是引起尿源性脓毒血症最主要的原因。EMS碎石清石系统包括气压弹道碎石系统和超声碎石系统、负压吸引系统。超声碎石系统碎石效率高;碎石过程不需要使用取石钳、套石篮等器械,不需要反复进出肾镜取石,缩短了手术时间;负压吸引可以清除影响视野的血块和絮状物,使视野能更加清晰;负压吸引可减少结石移动,减少了对肾盂、输尿管黏膜的损伤,避免了碎石嵌入黏膜组织,降低了手术损伤风险;负压吸引可吸出隐藏在肾盏内的小结石,提高结石清除率;负压吸引可降低肾盂内灌注液压力,极大地降低了细菌、炎性介质进入血液引起尿源性脓毒血症的风险。

101. 经皮肾镜取石术的优点有哪些

(1)碎石效率高:此术式碎石通道较大,可使用大功率钬激光、气压弹道或EMS,碎石效率较高,一次手术可取出4~5 cm大结石,如果这样大的结石采用软镜碎石术,可能2~3次手术都无法完全取出。

(2)一期清石率高:打碎的肾结石可经腰部人工通道取出,结石残留概率低,一期清石率在90%以上。

(3)创伤小,恢复快,美观:虽然经皮肾镜取石术比软镜碎石术创伤大风险高,但与开放手术相比,经皮肾镜取石术仍具有

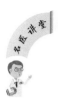

损伤小、痛苦轻、恢复快等优点。

（4）经济实惠：与软镜碎石术相比，经皮肾镜取石术需要的设备和耗材少；也不要提前置入输尿管支架管；碎石效率高，很多大结石经皮肾镜取石术一次即可取净，软镜碎石术可能需要多次手术方能取净结石，因此经皮肾镜取石术总费用明显低于软镜碎石术。

102. 经皮肾镜取石术的主要并发症有哪些

随着医师操作技术的娴熟和医疗设备的发展，经皮肾镜取石术围手术期并发症较前显著下降。目前主要的并发症有以下几个方面。

（1）出血：是最常见的并发症，主要表现为肉眼血尿或肾周血肿；出血较多需要输血率为 0.5%～5.7%，严重出血需要介入栓塞止血率为 0.3%～1.5%。

（2）感染：很多结石本身就为感染性结石或者结石合并感染，在结石形成的过程中感染和结石就是相辅相成、互相促进，国内外经皮肾镜取石术后发热率为 2.8%～32.1%，其中尿源性脓毒血症发生率 0.3%～0.8%，尿源性脓毒血症为经皮肾镜最严重的并发症，预后差，死亡率高。因此，术前有效控制感染可最大限度减少尿源性脓毒血症的发生。

（3）邻近脏器损伤：由于经皮肾取石术需要从腰部皮肤到肾脏建立一个手术通道，在穿刺过程中可能会损伤肾的邻近脏器如胸膜、肺、肝脏、脾脏、结肠、小肠及深静脉等。

（4）胸腔积液：由于呼吸运动，胸腔始终处于负压状态，碎石过程中肾周会有大量液体渗出。因此，患者同侧胸腔术后会出现不同程度胸腔积液,特别是术中灌注压力过大、手术时间过长、体格消瘦的患者更容易出现术后胸腔积液。

（5）结石残留：每个肾脏会有大大小小的肾小盏 30～60 个。因此,单个穿刺通道很难进入各个肾盏,这样部分结石在术中可能无法观察到导致结石残留,直径＜5 mm 的残石可不处理,多可自行排出,直径＞5 mm 的残石可辅助体外震波碎石、二期软镜碎石、二期经皮肾镜取石术处理。同时,部分肾结石本身嵌在肾实质内,术中很难在肾盂肾盏内找到,导致结石残留,对于这样的残石就好比墙壁内的结石,多不需要进一步处理。

103. 经皮肾镜取石术出血的高危因素有哪些

出血是经皮肾镜取石术最常见的并发症,其高危因素包括以下几个方面。

（1）术前服用活血药物者：如阿司匹林、氯吡格雷（波立维）、硫酸氢氯吡格雷片（泰嘉）、华法林等。由于抗凝药物尚未完全代谢清除和围手术替代桥接的短效低分子肝素的抗凝作用,加之这类患者术前多有高血压、高血脂、糖尿病、脑梗死等基础疾病,这些患者血管脆性增加。因此,围手术期出血风险增高。

（2）糖尿病：糖尿病的血管病变是常见的糖尿病并发症之一,糖尿病患者比正常人更容易产生动脉粥样硬化,而且发展迅速,其病理变化主要是毛细血管基底膜增厚、脆性增加,术中微血管损伤后更不容易愈合。

（3）高血压：血压的持续升高,会导致血管壁受压、血管内膜的破溃、血管中的脂质沉积形成斑块、血小板和纤维蛋白沉积

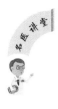

在斑块上发生机化,造成血管壁增厚、血管弹性降低、血管脆性增加,增加术中出血风险。

(4)肾脏解剖异常:诸如双肾盂双输尿管畸形、马蹄肾、异位肾及孤立肾等。这些解剖异常肾脏多存在血管变异、血管增粗、血管密度增加、解剖结构异常,穿刺手术过程中更容易损伤血管导致出血风险增加。

104. 经皮肾镜取石术出血如何治疗

经皮肾镜术中出血较多时,需要暂停手术,留置肾造瘘管,择期再行二期碎石取石手术。夹闭肾造瘘管后,静脉性出血大多可自行逐渐停止。持续的、大量的出血一般都是动脉血管损伤所致,保守治疗往往效果不佳,往往需要行血管造影明确后进行超选择性肾动脉栓塞。如果选择性肾动脉栓塞仍无法控制出血,需要及时行开放手术,探查止血,必要时切除肾脏。

迟发性大出血多数是由于肾实质动静脉瘘或假性动脉瘤形成所致,血管造影+超选择性肾动脉栓塞是微创有效的治疗办法。术后间歇性轻度血尿多是输尿管 DJ 管摩擦所致,这种出血程度轻、活动多后加重,因此少活动、多饮水后可自行缓解。

105. 经皮肾镜取石术感染的高危因素有哪些

尿源性脓毒血症为经皮肾镜取石术最严重的并发症,预后差,病死率高。与感染和尿源性脓毒血症的危险因素包括以下几方面:①肾或输尿管结石合并梗阻和感染时,手术前没有及时行肾穿刺造瘘或内支架充分引流,以及有效抗感染治疗。②感

染性结石患者,术前术中没有使用有效抗生素直至尿培养阴性。③患者结石巨大、多发,手术时间过长,术中灌洗液压力过高,结石粉碎后释放的感染性物质和炎性介质,通过肾盂黏膜和穿刺通道小血管反向吸收入血液。④患者抵抗力差,高龄(>60岁)、女性、有基础疾病(糖尿病、恶性肿瘤病史、服用免疫抑制剂等)。

106. 经皮肾镜取石术感染如何预防

据统计,经皮肾镜取石术后发热的发生率为 2.8% ～32.1%,术后感染的发生与菌血症、菌尿症以及手术时间和术中灌注液量不无关系,这就提示我们对于感染的预防需要根据患者机体不同的状态来进行。

(1) 发热:根据《EAU 指南》经皮肾镜取石术患者术前均应行尿液分析及尿培养检查;对复杂性结石患者或尿液细菌学分析阳性患者应当至少在术前 1 天开始给予合适的抗生素治疗。术中低压灌注能够降低肾小管对内毒素和细菌的吸收。因此,术中注意单位时间的灌注量和灌注压力能够预防术后感染的发生。对于术后普通发热(体温低于 37.5℃)患者可以利用冰水湿毛巾等进行物理降温,但应注意观察其进展。发热(体温高于37.5℃)并且细菌学分析阳性的患者可应用敏感抗生素治疗;细菌学分析阴性患者可根据既往经验或术中情况(感染结石或结石合并感染)应用抗生素杀灭常见细菌。

(2) 全身炎症反应综合征(systemic inflammatory response syndrome, SIRS):当患者出现体温高热不退或者高温后低温,均要注意 SIRS 的发生;临床的治疗重点也应该集结于此阶段,

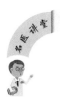

力争将患者的感染控制于此阶段。术前适当延长应用抗生素的时间可以降低 SIRS 发生率；术后及时应用敏感的抗生素也可以预防其发生。

（3）感染中毒性休克和多器官功能衰竭：一旦患者出现感染中毒性休克，则必须应用大量的支持治疗防止其发生多器官功能不全综合征（multiple organ dysfunction syndrome，MODS）。当感染进展至此阶段，首要治疗手段是扩容。若仍然不能控制病情进展，当 MODS 发生时，应求助于多学科会诊和联合抢救，通过科室间通力配合挽救 MODS 患者的可能性将大幅提升。

107. 为什么复杂感染性肾结石需要分期手术

感染性结石占尿路结石的 15％～20％；其发病主要与反复尿路感染、输尿管反流、排尿功能障碍以及先天性尿路畸形或梗阻有关。其中，当感染性结石患者满足以下条件时，可诊断为复杂感染性结石：①肾鹿角形结石；②肾多发性结石，数目 3 个以上，且其中单个结石最大直径＞2.0 cm；③肾结石并肾脏解剖异常如马蹄肾等；④肾结石并肾脏功能异常如肾功能不全、孤立肾及移植肾等。

复杂感染性结石是泌尿外科常见的难治性疾病之一，并多以鹿角形结石为主。患者由于长期尿路梗阻、留置肾造瘘管或内支架管等因素，尿路局部抵抗力下降，感染反复发生。患者常因为反复感染或者肾功能不全等原因导致机体不能耐受一期手术，故选择分期手术以保证手术的安全性。同时，采用分期手术可以降低手术的操作难度，减少术中出血和术后感染等并发症的发生。国内临床研究已经指出，对于复杂感染性结石患者采用分期手术治疗后,平均手术时间、住院时间等均优于采用一期手术的患者。结石清除率也是评价手术疗效的标准之一,复杂性肾结石体积通常较大或者多发,一期手术难以完全清除,国内已有多项临床研究报道采用分期手术能够明显提升结石清除率。鉴于分期手术的安全性以及术后疗效,故对于复杂感染性结石患者一般采用分期手术的治疗方法清除结石。

108. 为什么复杂肾结石碎石术后容易发生结石残留

复杂肾结石常具备鹿角形结石、多发结石且单个结石直径>2.0 cm、肾盏结石、肾脏解剖异常等特征,一直是泌尿外科学界研究的重点和难点。随着微创外科技术的发展,开放性手术的治疗方法已经逐渐被各种微创治疗方法替代,目前常用于复杂肾结石的微创治疗方法有输尿管软镜碎石术、经皮肾镜取石术和后腹腔镜输尿管切开取石术等。作为治疗难点之一,各种碎石术的结石清除率难以达到百分百,仍会有结石残留,其原因主要与结石的大小、部位、性质和肾局部环境有关。

对相关的临床研究进行分析,再结合我们的手术经验总结出以下原因。

(1)肾脏解剖结构:肾盂肾盏之间存在的夹角是导致各种腔镜碎石术后结石残留的原因之一。受限于腔镜技术,镜管不能进行多角度的弯曲将对结石的完全清除造成影响;特别是对于输尿管镜,研究指出输尿管镜碎石成功率随着肾盂肾盏夹角的减小而降低。

(2)结石负荷:结石体积较大负荷较高会对结石的清除产生影响。结石负荷较大时碎石时间增加,术中容易发生视野不

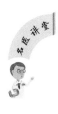
清,导致结石遗漏。术中对大体积结石进行碎石时,要避免产生较大的碎块影响手术视野,导致结石的遗漏。

(3) 结石性质:结石的脆性与其成分有关,不同成分的结石产生的碎片会影响结石的排出。磷酸镁铵和碳酸磷灰石等感染性结石的碎片容易碎成直径<1 mm 或成粉末样,较少形成结石残留;尿酸结石、胱氨酸结石及草酸钙结石质地较坚硬,结石碎片体积大且形态不规则,结石密度大在肾盏内沉积不易排出,最终导致结石残留。

(4) 结石周围环境:对于感染性结石而言,其表面易形成炎性息肉或肉芽,这增加了碎石的困难,还容易包裹结石碎片造成结石残留。

109. 什么是双镜联合取石术

随着医用窥镜技术的不断发展,尿路结石取出的方式也得到扩充。从外科手术切开取石到输尿管镜碎石、经皮肾镜取石以及近年来不断发展的后腹腔镜取石,泌尿外科医师可以选择的结石治疗方法推陈出新。各种结石治疗方法从手术安全性、结石清除率、并发症发生率等方面都取得显著进展,这使得结石治疗手术成为泌尿外科一项极为成熟的技术;但是采用单一手术方法并不能满足医患双方的全部需求,这就催生了双镜联合取石术。

双镜联合取石术是指利用输尿管镜碎石术联合经皮肾镜和(或)后腹腔镜的手术方法治疗泌尿系统结石。双镜联合的概念首次提出于胆道疾病的治疗。泌尿外科医师对于结石手术治疗的不断学习并成功地将此方法应用于尿路结石的治疗。此项技术主要用于治疗复杂性结石,特别是对于结石负荷大的患者。该方法具有安全性高、结石清除率高的优势,并且可以避免分期手术,降低住院费用及住院时间。

110. 双镜联合取石术的优点有哪些

双镜联合取石术主要用于治疗复杂性肾结石,对于鹿角形结石、多发性结石以及肾脏解剖结构异常的结石具有独特的优势,其具体优势如下。

(1)结石清除率高:相关的临床研究已经发现,双镜联合取石术的结石清除率普遍高于单独应用输尿管镜、经皮肾镜或者腹腔镜,分析原因主要在于可以避免肾脏解剖因素的影响。由于肾脏独特的解剖,经皮肾镜或者腹腔镜取石术不可能清除所有的肾盏结石,联合输尿管镜后可以对经皮肾镜进行补充,完成对肾脏所有肾盏的探查并取出结石。

(2)手术并发症少:采用双镜联合取石术时,术中肾盂灌注压力较低,可减少水、电解质紊乱,降低术后菌血症、脓毒血症、感染及发热等的发生率。

(3)手术时间短,术后恢复快:对于结石负荷大或者多发结石患者,采用双镜联合取石术可以避免二次手术,降低手术风险。同时,由于可以完成对肾脏所有肾盏的探查,避免了建立多个经皮肾通道,缩短手术时间,减少手术创伤,利于术后恢复。

(4)可以同时处理其他并发症:利用后腹腔镜联合输尿管镜的双镜联合取石术可以在解决结石的同时,对于肾脏其他并发症进行处理。对于合并肾盂输尿管连接处梗阻、肾上腺疾病等结石患者,运用双镜联合取石术可以对并发症同时进行处理,

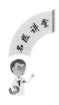
减少住院次数,降低住院费用。

111. 肾结石如何开刀治疗

随着体外冲击波碎石(EWSL)、医用窥镜技术等微创技术的发展,外科开放手术治疗肾结石已经逐渐被替代,肾结石开放性手术已经明显减少,但是某些特殊情况下开放性手术仍然是不可避免的。对于巨大鹿角形结石、盏口狭小的盏内结石、肾盂输尿管连接处狭窄有息肉或者具有先天狭窄等解剖结构异常疾病,利用其他治疗方法碎石效果不理想时,仍需采用外科开放手术治疗,也即开刀治疗。

外科开放手术治疗主要分为以下几种方式。

(1)肾盂切开取石术:主要适用于肾盂输尿管处梗阻合并肾盂结石,可在取石的同时解除梗阻。

(2)肾实质切开取石术:适用于肾盏结石,尤其是肾盂切开不易取出或多发性肾盏结石。

(3)肾部分切除术:适用于结石在肾一极或结石所在肾盏有明显扩张、实质萎缩和有明显复发因素者。

(4)肾切除术:因结石导致肾结构严重破坏,功能丧失,或合并肾积脓,而对侧肾功能良好,可将患肾切除。

(5)输尿管切开取石术:适用于嵌顿较久或其他的方法治疗无效的结石。

112. 什么是开放肾实质切开取石术

开放性肾实质切开取石术主要的适应证是:①肾盏结石大

于肾盏颈部,或嵌顿于肾盂肾盏的鹿角形结石不能经肾盂取出者;②肾脏多发结石,肾盂较小或肾盏漏部狭窄,切开肾盂难以取出,肾盂、肾实质联合切口不能清除结石者。

随着微创技术在泌尿外科学界的不断发展,开放性肾实质切开取石术逐步被经皮肾镜取石术、腹腔镜下取石术所替代,但对于特别复杂的肾结石仍是主要治疗手段。开放性肾实质切开取石术,肾实质切口长度大,肾脏损伤程度较大;肾脏血流丰富,组织脆嫩,术中出血较多,术后易并发出血;这就要求医患双方在术前做好各种术前检查和准备,术者在术中减少出血的同时保护好肾功能,患者术后配合医护工作,促进术后恢复是手术成功的关键所在。

113. 什么是肾盂切开取石术

随着微创外科技术的发展,肾盂切开取石术根据手术方式的不同可以分为开放肾盂切开取石术和腹腔镜下肾盂切开取石术。肾盂切开取石术的主要适应证是巨大鹿角形等复杂性肾盂结石。通过开放性或者腹腔镜的方式,切开结石稍上方肾盂后取出结石,或与肾实质切开术联合对复杂性肾结石进行治疗。目前,多采用腹腔镜肾盂切开取石术治疗结石,或与输尿管镜取石术行双镜联合治疗复杂性肾结石。相比较于开放性肾盂切开取石术,腹腔镜的手术方式同样有效且对患者损伤小,结石清除率达 88.9%～100%;患者术后恢复快,住院时间缩短,花费减少。具体手术方式的确定,需要医师根据患者情况制订个体化治疗方案。

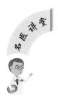

114. 双侧肾结石应如何治疗

双侧肾结石的治疗方式同单侧肾结石一样,都可以采用体外冲击波碎石(EWSL)、输尿管镜碎石术(URL)、经皮肾镜取石术(PCNL)以及开放手术取石等方式治疗,但是需要根据患者具体情况按照治疗原则采取同期手术治疗,或者采用分期手术治疗。其中手术应遵循以下原则:①双侧急性梗阻无尿者,应先考虑处理肾功能较好且梗阻时间较短的一侧,并做肾盂输尿管造瘘引流。②一侧急性梗阻、一侧慢性梗阻,一般优先处理急性梗阻一侧肾脏并引流。③双侧慢性梗阻尿毒症时,应先行血液透析,待肾功能好转后再手术解除梗阻,手术时应先处理肾功能较好或症状严重或感染严重的一侧。④双侧肾功能良好者,优先考虑简单容易取出的一侧。

对比单侧肾结石,双侧肾结石手术时间明显延长,并且能否一期手术取决于每侧手术的顺利完成,并在较短的手术时间内尽量行碎石取石。手术应按照先治疗容易处理且安全的一侧肾结石,然后再处理对侧肾结石的原则,医师根据具体情况采用不同的治疗方式取出结石以确保患者的安全和手术的成功。

115. 肾结石术后的随访复查要点有哪些

随着人民群众健康意识的提升和超声、CT 等检查手段的普及,肾结石的检出率逐渐升高。我国作为结石的高发地,目前结石发病率为 6.4%(男性 6.5%、女性 5.1%)。目前针对结石的治疗,已经发展出多种成熟的手术方法,这些方法均可以有效地清除肾结石。但是仍有部分患者接受手术治疗后发生结石复发,这就对患者的术后随访提出要求。

对于患者而言,要了解自身的生活习惯有无导致结石复发或再生长的易感因素,如尿路梗阻、尿路感染及代谢异常等。患者可以与主管医师沟通了解此方面的知识,在术后恢复和正常生活中避免以上易感因素的出现,并在每次随访中就这些因素与随访医师进行沟通交流。

每次随访都要进行相关的实验室检查。尿常规检查了解有无泌尿系统感染,尿中有无无机盐晶体等;同时进行尿路平片和(或)泌尿系 B 超检查,并与病史记录对照,明确结石是否复发以及肾脏形态、积水等情况。

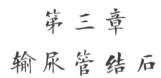

第三章
输尿管结石

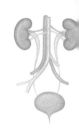

输尿管上接肾盂,下联膀胱,是一对细长的管道,呈扁圆柱形,管径平均为 0.5～0.7 cm,最窄处只有 0.2～0.3 cm。成人输尿管全长 25～35 cm,位于腹膜后,沿腰大肌内侧的前方垂直下降进入骨盆。输尿管全程粗细不均,有三个生理狭窄,分别是肾

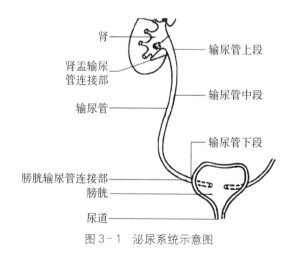

图 3-1　泌尿系统示意图

盂输尿管连接部、输尿管跨髂血管处和进入膀胱的膀胱输尿管连接部，这三个狭窄是尿路结石容易嵌顿处。依此三个狭窄，可将输尿管分为上、中、下三段，称为腹段、盆段和膀胱段。腹段自肾盂输尿管连接处，到跨越髂动脉处；盆段，自髂动脉到膀胱壁；膀胱段，自膀胱壁内斜行至膀胱黏膜、输尿管开口。位于输尿管内的结石，称为输尿管结石。

117. 输尿管结石是怎么形成的

95％以上输尿管结石来源于肾脏，在肾内形成然后掉落进入输尿管，多为单侧结石，多发生于中年，男性较女性为高，结石成因及成分与肾结石相似。原发于输尿管的自发结石，多合并输尿管本身狭窄梗阻或异物残留，是很少见的。当肾结石随尿液下行时，容易卡顿在肾盂输尿管连接部、输尿管跨髂血管处和膀胱输尿管连接部三个狭窄处，引起肾绞痛、血尿等不适。

118. 输尿管结石的分类有哪些

1）根据结石位置分类

将输尿管分成上中下三段可以方便结石定位，最佳治疗方法的选择和疗效的统计分析。临床上，常用的输尿管分类方法有两种，一种是解剖学分段，另一种是影像学分段。

（1）解剖学分段：输尿管全程粗细不均，有三个生理狭窄，依此三个狭窄，可将输尿管分为上、中、下三段，也称为腹段、盆段及膀胱段。

（2）影像学分段：解剖学分段较为复杂，不便于临床应用，

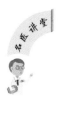

为了便于从影像学上分段,以骶髂关节上下缘将输尿管分为三段。上段从肾盂输尿管连接处到骶髂关节上缘,中段从骶髂关节上缘到骶髂关节下缘,下段从骶髂关节下缘到输尿管膀胱连接部。

以上两种分段方法各有特点,解剖学分段更适合于解剖学研究和开放手术,影像学分段更为简便,为放射科和泌尿外科医师所熟悉。

2)根据结石大小分类

输尿管结石大小是选择治疗方案的重要依据之一,然而输尿管结石大小的分类标准尚未统一。参考国内外诊疗指南和文献报道,通常将结石分为输尿管小结石(最大径<6 mm),输尿管中结石(最大径 6～10 mm)和输尿管大结石(最大径>10 mm)。

3)根据有无嵌顿分类

如果结石长期停留在输尿管某一部位排不出来,由于结石对输尿管黏膜的反复刺激,引起输尿管黏膜水肿和息肉增生,结石被息肉大部分或完全包裹,称为嵌顿结石。嵌顿结石多合并肾盂中重度积水和肾功能受损,碎石操作较为困难,碎石不容易

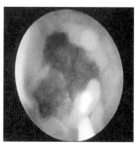
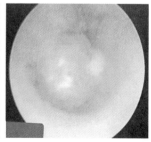

图 3-2　嵌顿结石

排出,术后容易发生输尿管狭窄或闭锁,引起肾萎缩和肾功能衰竭。因此,根据结石有无嵌顿,可分为嵌顿结石和非嵌顿结石。嵌顿结石术前很难准确判断,如果患者结石局部停留超过4周、结石较小但肾盂积水反而较重,这些均提示结石嵌顿可能。

119. 输尿管结石的临床表现有哪些

绝大多数输尿管结石都会引起疼痛、血尿等不适症状。

(1)疼痛:输尿管上段结石主要表现为患侧腰背部疼痛,而中下段结石常表现为中下腹和患侧腰背部疼痛,疼痛可向患侧大腿内侧、睾丸或阴唇放射。这种疼痛多呈阵发性绞痛,程度剧烈,伴或不伴呕吐,经休息或改变体位后,疼痛缓解不明显。多数患者往往伴有胃肠道症状,如恶心、呕吐、腹胀,在绞痛不明显的患者,这些胃肠道症状容易引起误诊。

(2)血尿:部分输尿管结石患者尿液呈红色,称为肉眼血尿;另外部分结石患者尿液颜色肉眼观察正常,但显微镜下可观察到较多红细胞,称为镜下血尿。

(3)尿频、尿急:输尿管下段结石尤其是输尿管膀胱开口处结石,可刺激膀胱三角区,出现尿频、尿急等尿路刺激征。

(4)少尿或无尿:在孤立肾的输尿管结石或双侧输尿管结石,可完全堵塞输尿管使肾脏尿液无法下排,引起急性无尿和急性肾功能不全。

(5)尿痛、发热:如果患者结石合并感染,可以引起尿痛、寒战及高热等表现。

此外,也有极少数输尿管结石患者无任何不适症状,在体检或其他检查时偶然被发现。这类患者常见于两种情况:一种是

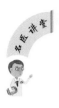
结石较小,没有引起梗阻或积水,因此不会产生疼痛等不适症状,这种小结石多能自行快速排出;另一种是结石只是部分梗阻,产生的疼痛症状较轻,且这类患者对疼痛的耐受力强,多能忍受,长期疼痛进一步增加了疼痛耐受力,减轻了疼痛反应。这种结石由于症状不典型,称为沉默结石。沉默结石由于无疼痛等不适,多容易被忽视,如不定期体检很难发现,导致结石长期停留嵌顿,引起息肉增生狭窄,肾积水逐渐加重,最终引起肾功能衰竭,危害极大。

120. 输尿管结石为什么会引起恶心、呕吐等胃肠道不适症状

输尿管结石时会见恶心、呕吐等症状,是因为输尿管结石会引起尿路完全性梗阻,使肾内压力升高,富有感觉神经的肾脏包膜被扩张,从而产生剧烈的疼痛;同时输尿管管腔内压力升高,管壁局部扩张、痉挛和缺血,由于输尿管与胃肠道有共同的神经支配,故而导致恶心、呕吐。多数尿道结石患者往往伴有胃肠道症状,如恶心、呕吐、腹胀,在绞痛不明显的患者,这些胃肠道症状容易引起误诊,除了需要医师详细地询问病史和体格检查外,还有赖于腹部 CT 等检查来鉴别诊断。

121. 输尿管结石为什么会引起血尿

血尿发生与尿路黏膜受损导致毛细血管破裂,肾小球滤过屏障受损导致红细胞漏出等有关。而输尿管结石主要影响肾小球之后的结构,如输尿管和肾盂。一方面,输尿管结石移动时损

伤输尿管黏膜,导致毛细血管损伤出血;另一方面,输尿管结石堵塞引起肾盂高压,引起肾盂黏膜损伤出血。绝大多数输尿管结石都会引起血尿,部分输尿管结石患者尿液呈红色,称为肉眼血尿;另外部分结石患者尿液颜色肉眼观察正常,但显微镜下可观察到较多红细胞,称为镜下血尿。

122. 输尿管结石为什么会引起肾绞痛

肾绞痛是输尿管结石的典型症状,表现为运动后或夜间突发的腰背部剧烈疼痛,阵发性发作,常伴有血尿、恶心及呕吐等不适。疼痛常始发于腰背部,并沿输尿管行径放射至同侧腹股沟、大腿内侧、男性阴囊或女性大阴唇。疼痛程度取决于患者的痛阈、感受力、梗阻近侧输尿管和肾盂压力变化的速度和程度等。输尿管蠕动、结石移动及间断性梗阻均可加重肾绞痛,典型肾绞痛持续 1～4 小时,直至治疗或自行缓解。

肾绞痛的发生机制:①结石在输尿管内移动或突发嵌顿、梗阻,导致结石以上尿路急性梗阻,由于管腔内壁张力增加,这些部位的疼痛压力感受器受到牵拉后引起剧烈疼痛;②输尿管或肾盏壁水肿和平滑肌缺血使炎症递质增加,激活了更多的疼痛化学感受器,进一步加重了痛感。

123. 输尿管结石为什么会引起感染和发热

尿路感染和尿路梗阻均是尿路结石形成的重要原因,而且这三个因素互为因果,进一步恶性循环互相加重。一部分患者本身就有慢性持续性尿路感染,如果没有结石梗阻,多无发热等

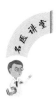

不适；如果结石梗阻引起肾盂高压，感染性尿液中细菌和内毒素吸收入血，就会引起急性肾盂肾炎、脓毒血症等。另一部分患者本身没有尿路感染，但结石掉落进入输尿管后，所造成的尿液梗阻就为细菌提供了生长条件，继发细菌增生，持续的肾积水继发感染后可形成肾积脓。严重的尿路感染还可能造成尿源性脓毒血症甚至发生感染性休克，危及患者的生命。

---

124. 输尿管下段结石为什么会引起尿频、尿急及老有便意的感觉

输尿管下段是输尿管最细的一段。因此，结石最不容易通过这一段，这也是结石好发于这一段的缘故。由于输尿管下段和膀胱、直肠毗邻，因此支配输尿管下端、膀胱和直肠的很多感觉神经来源是相同的。因此，输尿管下段结石可引起膀胱和直肠的异物刺激感，产生尿频、尿急和反复排便的感觉。经验丰富的临床医师，往往根据患者反复尿频、尿急和便意症状，判断输尿管结石已经到达输尿管下段。

---

125. 为什么超声检查容易发现肾积水，而常常检查不出输尿管结石

相对于 X 线和 CT 检查，超声检查具有无辐射、无创伤、便捷及价格便宜等诸多优点。因此，在泌尿外科临床诊疗中应用非常广泛。超声检查能良好地显示肾脏和膀胱，但很难清晰地显示完整输尿管，这是因为输尿管本身非常细长，输尿管走行在腹膜后，受骨盆和邻近组织脏器的遮挡。同时，气体是超声检查

的天敌,气体会不同程度地反射和折射声波,影响检查效果,这也就是腹部等超声检查时需要空腹的原因。对于膀胱这样的空腔脏器,需要充分憋尿,充盈的膀胱能推开邻近的盆腔脏器,一方面确保不遗漏膀胱任何部位,另一方面可形成良好的透声窗,能更好地显示膀胱邻近的下段输尿管。超声检查对结石的分辨率低于 CT,超声检查也只能显示直径 3 mm 以上的结石。此外,超声检查还受探头的分辨率和频率、患者肥胖程度和检查者的操作经验等因素影响。

由于绝大多数输尿管结石常合并梗阻,导致结石以上输尿管和肾盂积水。超声检查可以比较清晰地显示肾脏,而很难清晰地显示整个输尿管,所以超声检查常能清晰地发现肾积水,而不容易检查出输尿管结石。研究显示超声检查对肾积水的诊断率高达 74%～95%,而对结石的诊断率只有 37%～64%。此外,超声检查对不同部位输尿管结石的诊断率差别也很大,对上段和下段输尿管结石的诊断率较高,由于受骨盆、肠道气体、肥胖的影响,中段输尿管结石的诊断率较低。因此,对于肾绞痛的初诊患者,首选 CT 检查,能更清晰准确地显示结石的大小、位置、积水情况和周围脏器变化;而超声检查更多应用于结石筛查和治疗后随访复查。

126. 为什么 X 线片经常检查不出输尿管结石

肾输尿管膀胱 X 线片(kidney-ureter-bladder,KUB)也是输尿管结石的检查方法之一。约 90% 的尿路结石都是含钙结石,在 X 线片能看到密度较高的影像,称为阳性结石,比如草酸钙结石和磷酸钙结石。约 10% 的尿路结石不含钙盐成分或者

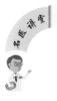
含钙量很少，在 X 线片上看不到结石影像，称之为阴性结石。比如，纯尿酸结石，这类结石无法通过 X 线平片检查发现。结石在 X 线平片上的显影深浅主要与结石成分有关，从强到弱依次是磷酸钙结石、草酸钙结石、感染性结石、胱氨酸结石和纯尿酸结石。此外，结石在 X 线片的显影程度还受结石大小、肠道气体和脂肪厚度的影响。结石越大，肠道越干净，患者越瘦，结石显示越清晰。基于以上原因，一部分输尿管结石无法通过 X 线片检查出来。

127. 怀疑有输尿管结石，如何选择行 B 超、X 线片和 CT 检查

（1）X 线片：又称为 KUB，是输尿管结石的初检方法之一。约 10％的输尿管阴性结石无法被检查发现。X 线片不适合肥胖、没有充分肠道准备和小结石的患者。另外，X 线片无法检查肾积水的严重程度，往往无法评估结石梗阻的严重程度和肾实质受损程度。X 线片有辐射，不适合孕妇检查。X 线平片能清楚地显示结石的大小、位置，非常直观，且受检查医师的操作水平影响小；故 X 线片常作为输尿管结石患者的初检方法、体外震波碎石和手术前的定位以及治疗和手术后的随访复查。

（2）超声检查：超声检查能显示 X 线阴性结石、肾积水程度和肾皮质受损程度，具有无辐射、无创伤、便捷、价格便宜等诸多优点。超声检查对输尿管结石的诊断率偏低，受医师操作经验、患者肠道气体、肥胖等因素影响较大，有一定的主观性。超声检查常作为输尿管结石患者的初检方法，妊娠女性的检查，以及治疗和手术后的随访复查。

（3）CT 检查：具有扫描时间快、图像清晰等特点，可清楚地显示肾脏、输尿管、膀胱和邻近脏器的形态、结构异常。对于输尿管结石，CT 不仅能准确、清晰地显示结石有无、大小、部位，还能显示肾积水和肾损伤程度，同时可以显示腹部胃肠道、血管和妇科病变，不但能准确诊断结石，还可以鉴别胆囊炎、阑尾炎、胰腺炎、肠梗阻、腹主动脉瘤、宫外孕、黄体破裂等急腹症和泌尿系肿瘤等疾病。因此，CT 的诊断价值显著优于 B 超或 X 线片。但 CT 设备比较昂贵，检查费用偏高。CT 是断层扫描，分辨率受层厚影响较大，层厚越小分辨率越高，但是费用越高、辐射越大。由于辐射的影响，怀孕妇女不宜进行 CT 检查。因此，CT 适合急诊患者的检查，手术前的精准诊断，疑难病例的诊断和复查随访。

128. 是否肾积水就一定提示有输尿管结石

　　尿液的排出有赖于通畅的尿路和正常的排尿功能，如果尿路梗阻或排尿功能受损均可能引起肾积水。引起尿路梗阻的原因很多，包括先天性疾病，如肾盂输尿管连接部狭窄、马蹄肾、尿道瓣膜和后腹膜纤维化等和后天性疾病，如尿路结石、尿路狭窄、尿路肿瘤、膀胱颈挛缩、前列腺增生和非尿路肿瘤（淋巴瘤、胃肠道肿瘤及妇科肿瘤等）压迫。排尿功能异常包括神经源性膀胱、巨输尿管等。妊娠中晚期，巨大的胎儿也可压迫输尿管，引起不同程度的肾积水。绝大多数输尿管结石会引起不同程度的肾积水。肾积水的原因很多。因此，肾积水不一定就是输尿管结石引起。

　　持续的肾积水会引起肾功能损伤和反复尿路感染等危害，

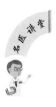

需要及时明确积水原因，并针对性去除病因，保护肾功能。若肾积水较轻，可定期观察积水有无加重，如果积水进一步加重，需要及时通过手术等解除病因，或通过留置 DJ 管内引流或经皮肾盂穿刺外引流以保护肾功能。

129. 是否所有的输尿管结石都需要治疗

生理状态下，输尿管会规律蠕动以促进尿液排泄。在输尿管蠕动、尿液冲洗和重力作用下，较小的结石多可自行排出。输尿管结石能否排出，主要取决于输尿管结石的大小和输尿管管腔的通畅情况。临床研究数据表明，直径 6 mm 以下输尿管结石大多可以自行排出。如果直径 6 mm 以下输尿管结石无法自行排出，多提示患者输尿管管腔狭窄，可进一步行体外震波碎石或输尿管镜碎石术。直径 6 mm 以上的输尿管结石，结石直径越大，排出的可能性越低，如果反复肾绞痛、肾积水加重或保守治疗2 周无效，可进一步行体外震波碎石或输尿管镜碎石术。

130. 哪些输尿管结石适合药物治疗

输尿管结石会引起诸多痛苦和潜在危害。结石患者均希望得到及时、有效的治疗，一方面减轻肾绞痛等不适，一方面尽早排石。药物治疗是最便捷、经济且行之有效的治疗方法，那么到底哪些输尿管结石患者适合药物治疗呢？《中国泌尿外科疾病诊断治疗指南》的推荐如下。

（1）结石小：直径小于 6 mm。

（2）表面光滑：表面形态越光滑的结石越容易从管腔内排

出,其排出的概率越大。

（3）输尿管通畅：跟家里的下水道管道堵塞一个道理,输尿管管腔越大结石越容易排除。对于有先天性输尿管畸形、狭窄、扭曲、既往有输尿管损伤、反复结石发作的患者,其输尿管管腔往往比较狭细,即便较小的结石也不容易排除。

（4）病程短：输尿管结石梗阻时间越长,提示输尿管狭窄的概率越大,持续肾积水对肾脏功能损害就越大,结石长时间对输尿管黏膜的刺激,会引起息肉增生,进一步加重输尿管管腔狭窄。统计发现,通过保守治疗排出的结石,76%～91%均在治疗前2周,病程越长,输尿管水肿越重,排除概率越小。因此,病程过长的输尿管结石,药物治疗效果很差。

131. 输尿管结石排石药物有哪些

输尿管结石药物治疗包括以下几个方面。

（1）排石药物：许多传统的中草药对于输尿管小结石均有很好的辅助排石作用,如常见的金钱草冲剂、肾石通冲剂等,当然也可以找中医医师配制中药排石药方。

（2）输尿管扩张药物：既然结石坚硬无法缩小,那能否让输尿管管腔扩张变大,从而促进结石快速排出呢？目前常见的输尿管扩张口服药物有两类：一种是α受体阻滞剂,最常使用的有坦洛新、可多华、高特灵、必坦、桑坦等,这也是临床用于治疗男性前列腺增生的药物；另一种是钙离子通道拮抗剂,如硝苯地平、氨氯地平等,这也是临床用于治疗高血压的药物。

（3）解痉镇痛药物：输尿管结石往往会引起肾绞痛,这种疼痛极其剧烈,可合并恶心、呕吐,且反复发作。肾绞痛发作时

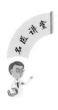

常伴有恶心、呕吐，一般常用的口服制剂常无法有效摄入。目前首选且方便应用的是非甾体类抗炎药，如消炎痛栓、双氯芬酸钠栓，经肛门塞入后快速消炎止痛，如果呕吐不厉害可以选用非甾体类抗炎药口服剂型。当然，还可以使用山莨菪碱（654-2）等解痉止痛药物静脉滴注，肌内注射吗啡或者哌替啶（度冷丁）等强力止痛药物。

（4）抗感染治疗：输尿管结石常合并尿路感染，甚至引起高热，尤其在糖尿病患者、老年患者、女性患者中更为常见。因此，输尿管结石患者需常规查尿常规，如尿白细胞异常，需口服或静脉给予抗生素，既可以控制感染发热，也可利于结石排出。

除了上述药物外，还要配合多运动和大量饮水。大量规律运动和饮水可以有效促进输尿管结石排出和减少复发，但是很多人无法长期坚持。

132. 大量饮水是否对输尿管结石排石有帮助

充足的饮水量可以保证足够的尿量。临床数据证实，尿液的持续冲洗和输尿管的蠕动可以促进结石的排出。

喝多少——研究发现每天饮水量 2500 ml 以上可显著提高输尿管结石的排出率，体力劳动者或者夏天出汗更多时，饮水量还需适当增加。

喝什么——白开水最佳，橙汁和柠檬酸饮料有助于排石，也推荐饮用。金钱草和车前草是我国传统的排石药物，用金钱草或车前草煮水喝也是一个非常不错的选择。碳酸饮料、浓茶、高糖饮料、咖啡等可促进结石生长。因此，应避免饮用。

如何喝——饮水不能只集中于白天，睡前和半夜起床排尿后也可适量喝点,以保证足够的尿量和尿液持续处于低浓度状态。

虽然大量规律饮水可有效促进结石的排出和预防结石的复发,但很多人无法长期坚持,这更印证了"持之以恒,贵在坚持"的重要性。

133. 运动是否对输尿管结石排石有帮助

适当规律的运动可以提高人体免疫力,起到增强体质和预防疾病的作用,对人体健康极为有益。那么,运动是否能促进输尿管结石的排出呢? 研究表明,适当规律运动能显著提高直径8 mm 以下输尿管下段结石的排出率,并能缩短排出时间,但对直径8 mm 以上或输尿管中上段结石的排出基本无促进作用。

哪些运动对输尿管结石的排出更有促进作用呢? 研究提示,跳绳、慢跑和原地跳跃等运动,由于重力作用和对输尿管蠕动的促进作用,可以更有效地促进结石排出。运动的排石作用需要长期坚持,最好每天 3～4 次,每次坚持运动 10 分钟以上。因此,运动辅助排石不适合膝关节不好或者特别肥胖患者。

134. 输尿管结石药物治疗的复查随访要点

在药物排石治疗期间,每 1～2 周要门诊复查尿常规、肾功能、B 超、KUB 或 CT 等,了解结石大小、位置和肾积水等变化情况,以便医师评估治疗效果并及时调整治疗方案。排石治疗以 2 周为宜,最长不超过 4 周,这是因为病程越长,结石停留处输尿管黏膜水肿越重,输尿管管腔越狭窄,结石排出概率越小,

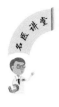

长期梗阻、肾积水还会导致肾功能损伤。如果药物治疗 2～4 周结石仍未排出,建议尽早选择体外震波碎石或输尿管镜碎石术。临床工作中,一味地闷头吃药导致输尿管结石嵌顿、肾重度积水、肾功能衰竭的案例屡见不鲜,如此时再来求医,医师也爱莫能助,留给患者的只有无尽的懊悔和悲痛。

135. 哪些情况提示输尿管结石药物治疗无效,需要手术治疗

一般来说,直径 6 mm 以下输尿管结石通过药物保守治疗多可自行排出,如果药物治疗 2～4 周后结石仍无法排出,且肾积水越来越重,出现反复肾绞痛、血尿或发热等情况,也需要行体外震波碎石或输尿管镜碎石术。直径 6～10 mm 输尿管结石通过药物治疗的成功率较低,尤其是结石形态不规则,结石表面粗糙,肾积水较重,有明确输尿管狭窄病史者,保守治疗成功率更低,更需要尽早选择体外震波碎石或输尿管镜碎石术。直径 10 mm 以上输尿管结石几乎无药物治疗排出可能,建议直接行体外震波碎石或输尿管镜碎石术。

综上所述,直径大于 10 mm、肾绞痛不缓解、肾积水越来越重、保守治疗 2～4 周无效的输尿管结石,均需要尽早行体外震波碎石或输尿管镜碎石术。

136. 如果输尿管结石长期无法排出,会引起哪些严重危害

输尿管结石是肾结石掉入并堵塞在输尿管所致,原本一粒

小小的肾结石,如果安分守己地留在肾脏里面,倒不至于有太大危害,然而当其进入狭小的输尿管管腔,就会引起诸多不适,可谓是"一夫当关,万夫莫开"。如果没有得到及时有效的治疗,输尿管结石会引起以下严重危害。

(1)肾绞痛:运动后或夜间突发的腰背部剧烈疼痛,阵发性发作,常伴有血尿、恶心、呕吐等不适。疼痛常始发于腰背部,并沿输尿管行径放射至同侧腹股沟、大腿内侧、男性阴囊或女性大阴唇。

(2)反复血尿:一方面,输尿管结石移动时损伤输尿管黏膜,导致毛细血管损伤出血;另一方面,输尿管结石堵塞引起肾盂高压,引起肾盂黏膜损伤出血。

(3)急性肾功能不全:在孤立肾的输尿管结石或双侧输尿管结石,可完全堵塞输尿管使肾脏尿液无法下排,引起急性无尿和急性肾功能不全。很多结石患者觉得自己的小便量也不少,肾功能检查也正常,认为结石不会影响肾功能。这是因为正常人有两个肾脏,另一个健康肾脏可以代偿发挥作用从而保证人体尿量和肾功能基本正常。其实,患侧肾脏的功能已经明显损害,而且结石堵塞的时间越长,肾功能损伤就越重,就越难以恢复。

(4)尿路感染:尿路感染和尿路梗阻均是尿路结石形成的重要原因,而且这三个因素是互为因果,常出现恶性循环互相加重。多数结石患者本身就有慢性持续性尿路感染,如果没有结石梗阻排尿通畅,多无发热等不适,这就是人们常说的"流水不腐";如果结石梗阻引起肾盂高压,感染性尿液中的细菌和内毒素吸收入血,就会引起急性肾盂肾炎,严重的尿路感染还可能造成尿源性脓毒血症,甚至发生感染性休克,危及患者的生命。

（5）输尿管狭窄：如果结石长期停留在输尿管某一部位无法排出，由于结石对输尿管黏膜的反复刺激，引起输尿管黏膜水肿和息肉增生，结石被息肉大部分或完全包裹，称为嵌顿结石。嵌顿结石的碎石操作较为困难，碎石不容易排出，术后容易导致输尿管狭窄及闭锁。如引起输尿管狭窄，需要长期留置 DJ 管或行输尿管狭窄切除整形术，方能保护肾功能。

（6）肾积水、肾萎缩：输尿管结石会引起不同程度的尿流梗阻和肾积水。如果梗阻时间较长，结石对输尿管黏膜的反复刺激会引起输尿管黏膜水肿和息肉增生，使得梗阻进一步加重，导致肾积水也进一步加重。严重的肾盂积水导致肾盂高压，影响肾脏的滤过功能，引起肾功能下降；另一方面，持续肾盂高压还会引起肾小球等肾实质萎缩，进一步损害肾功能，导致患侧肾功能完全丧失。

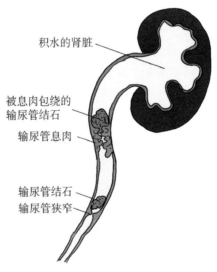

图 3-3　输尿管结石

（7）输尿管结石对输尿管黏膜的长期反复刺激，还可能引发输尿管癌变。

137. 为什么输尿管结石的危害远大于肾结石

肾结石在我国极为普遍，大多数患者没有任何不适症状，多数是通过健康体检和其他检查时偶然被发现。大部分肾结石不会造成尿路梗阻，因此也不会引起肾积水从而对肾功能造成损害，多数肾结石和患者一生"和平共处"。只有结石快速增大、引起肾盂积水、反复感染、反复血尿等不适时才需要积极治疗。但也有一部分肾结石并不"安分守己"，喜欢在肾脏内动来动去，一旦掉落进入输尿管，就会堵塞输尿管，引起剧烈难忍的疼痛、血尿、发热等不适。如果结石较小，在输尿管内折腾一番然后自行排出体外。由于输尿管管腔极细，很多结石难以自行排出，如果这些结石没有得到及时的治疗，就会引起肾积水加重、肾功能损害、肾功能衰竭、输尿管狭窄、重症感染、感染性休克、癌变等严重危害。所以，输尿管结石的危害远大于肾结石，需要积极有效地治疗。

138. 输尿管结石引起的肾盂积水，术后能否恢复

绝大多数输尿管结石都会引起肾盂积水，通过手术去除结石或结石自行排出后，肾盂积水会很快消退。但一些情况下，输尿管结石被手术清除后，肾盂积水仍然存在，比较多见原因有：①结石反复刺激输尿管引起狭窄、息肉、肿瘤等并发症，即便结石被清除，但输尿管仍不通畅。因此，肾盂积水无法消退；②长

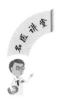

期的结石梗阻会导致结石以上的输尿管和肾盂扩张变大,肾实质会变薄,失去"弹性"。这种情况下,即使结石被清除,输尿管恢复通畅,肾盂积水可能改善不明显,肾盂无法恢复正常。值得注意的是,碎石术后常规留置输尿管 DJ 管时肾盂是不积水的,要准确评价术后肾盂积水是否消退,需要等到 DJ 管拔除后再复查评估。

139. 输尿管结石引起的肾功能衰竭,术后能否恢复

输尿管结石引起肾功能衰竭的机制,是由于结石部分或者完全梗阻输尿管,导致肾盂积水和肾盂高压,进而损伤肾小球和肾小管。因此,如果输尿管梗阻得到及时解除,肾积水可迅速消退,肾功能可以部分或者完全恢复。肾功能恢复的程度主要取决于梗阻持续时间和结石梗阻严重程度。此外,还与年龄、肾脏本身状况、高血压、糖尿病等基础疾病有关。通常而言,结石梗阻时间越短,梗阻程度越轻,越年轻,无高血压、糖尿病、慢性肾病等基础疾病,肾功能就恢复得越好。反之,结石梗阻时间越长,梗阻程度越重,年龄越大,同时合并高血压、糖尿病、慢性肾病等基础疾病,肾功能就恢复得越差。因此,为了防止肾功能损害,输尿管结石应及时有效治疗。

140. 输尿管结石引起的输尿管狭窄,术后能否恢复

由于结石对输尿管黏膜的反复刺激,引起输尿管黏膜水肿、局部慢性炎症和息肉增生,黏附碎石后产生瘢痕组织,最终导致输尿管狭窄。因为危害大、治疗困难和容易复发的特点,输尿管

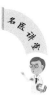

狭窄是一种令临床医师和患者都无比头痛的顽疾。良好的肾功能有赖于正常的肾脏和通畅的输尿管,如果输尿管狭窄了即便肾脏正常,肾功能也会很差。很小的一段输尿管狭窄对肾功能的危害都很严重,可谓"牵一发而动全身"。输尿管狭窄的恢复情况取决于狭窄的严重程度和狭窄的长度。此外,还与患者本身输尿管粗细程度、瘢痕体质等因素有关。目前,输尿管狭窄的各种治疗措施都很难取得满意的疗效,而且术后狭窄复发率较高。因此,输尿管狭窄的预防意义远大于治疗,及时有效治疗输尿管结石能最大限度地降低输尿管狭窄的发生。

141. 输尿管结石引起的输尿管息肉,术后能否恢复

输尿管结石引起的输尿管息肉,是因为结石长期停留在输尿管内,刺激输尿管内黏膜而产生的良性肿物。输尿管息肉主要包括两种成分:表浅的炎性息肉和深部的纤维上皮息肉。通常认为,在结石刺激和炎症感染去除后,炎性息肉多会逐渐消失。但纤维上皮息肉在结石刺激和炎症感染去除后很难消失。现在越来越多的研究表明,在输尿管结石碎石过程中,要注意避免损伤息肉黏膜,否则碎石容易黏附或进入黏膜伤口内,在黏膜下形成碎石瘢痕组织,导致输尿管狭窄。

142. 如何治疗结石引起的输尿管狭窄

输尿管狭窄的治疗方法主要取决于狭窄的部位、狭窄的严重程度、狭窄段的长度等因素。如果输尿管狭窄长度短、狭窄程度轻,可通过球囊扩张等设备将狭窄段撑开扩大,或通过冷刀将

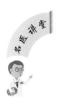

狭窄段切开,再留置一段时间的 DJ 管,可以得到相对满意的疗效。目前,随着输尿管支架工艺的进步,已经出现了专门针对输尿管狭窄的海马型 DJ 管,一方面进一步提高了疗效,同时又减少了 DJ 管引起的不适症状。如果狭窄段很长,狭窄程度严重,以上的治疗方法通常效果不佳,需要腹腔镜或开放手术将狭窄段切除,然后将正常输尿管吻合,或采用肠代输尿管或膀胱肌瓣成形代输尿管等复杂手术,即便这样有一部分患者术后仍会出现输尿管狭窄复发、肾积水、肾萎缩及反复尿路感染等,疗效也不是非常令人满意。顽固的长段输尿管狭窄,甚至需要采用自体肾移植的方法来治疗。

143. 为什么输尿管狭窄极其顽固

输尿管狭窄的发生是各种因素导致输尿管黏膜的炎症、缺血及损伤,从而引起局部纤维组织增生、瘢痕形成等,输尿管管径变小甚至完全阻塞,引起不同程度的肾积水及肾损害。研究还发现,多数输尿管狭窄患者的输尿管管腔本身就偏细,而且部分患者还是瘢痕体质,更容易产生炎性瘢痕,导致输尿管狭窄。目前,输尿管狭窄的各种治疗方法都很难取得满意的疗效,这是因为扩张、切除和吻合等操作不可避免地会造成新的损伤、缺血和炎症。这些损伤在愈合过程中会形成新的瘢痕,导致新的狭窄。因此,输尿管狭窄是一种极其顽固的疾病。很多患者历经了多次治疗后,狭窄仍反复复发,效果不佳,给这些患者带来了无限痛苦。有些患者最终不得不弃用自身输尿管,选择肠管等组织替代输尿管。但肠代输尿管会引起反复尿路感染、肾积水、肾萎缩等并发症,疗效也是差强人意。虽然材料科学飞速发展,输尿管 DJ 管可以越放越长，不适症状会越来越轻，但仍需要定期更换，还会有血尿、腰酸等不适。人造输尿管由于会引起结石黏附，也尚无法应用于临床治疗。顽固的输尿管狭窄甚至会导致肾脏功能完全丧失而切除肾脏。

144. 哪些输尿管结石可尝试进行体外震波碎石

尽管从理论上来说，任何部位的 2 cm 以下输尿管结石都可以进行体外震波碎石（extracorporeal shock wave lithotripsy, ESWL）。但考虑到碎石定位、成功率和安全性等因素，1 cm 左右的输尿管上段结石是体外震波碎石的最佳适应证。从结石成分来看，尿酸和磷酸铵镁结石相对易于被震碎，但这两种结石在 X 线下不显影或淡显影，很难准确定位，胱氨酸结石和一水草酸钙结石很难被震碎。CT 值大于 1 000 Hu 的结石行震波碎石效果不佳。从结石大小来看，直径 10 mm 以上结石行体外震波碎石的疗效显著下降。从位置来看，输尿管上段结石的体外震波碎石疗效显著优于中下段结石，输尿管中下段结石行体外震波碎石的清石率远低于输尿管镜碎石术。

145. 哪些输尿管结石不适合做体外震波碎石

（1）直径 2 cm 以上输尿管结石。如果结石过大，首先不易击碎，其次即便击碎成几大块，也很难排出，导致石街形成，反而增加了后续治疗难度。

（2）CT 值大于 1 000 Hu 的结石、胱氨酸结石。在 CT 骨窗上，结石 CT 值越高，结石含钙量越高，往往提示结石越坚硬，体

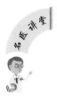

外震波碎石很难将之震碎。胱氨酸结石是一种遗传病,常见于青少年,胱氨酸结石坚韧,但 CT 值不高,体外震波碎石往往无效。

（3）结石下方输尿管有明确扭曲、狭窄等梗阻时。碎石很难通过狭窄处排出。

（4）尚未治愈的出凝血功能障碍者。体外震波碎石虽为微创治疗,但对肾输尿管及周围组织仍有一定损伤,如合并凝血功能障碍,会导致出血、甚至大出血可能。

（5）尚未治愈的尿路感染者。结石梗阻和震波损伤能会加重感染,造成感染播散甚至尿源性脓毒血症。

（6）未良好控制的高血压、糖尿病及心脏病者。

（7）急性肾功能不全患者。

（8）过度肥胖、阴性结石,导致结石无法定位者。

（9）孕妇。

146. 体外震波碎石可以做多少次？ 间隔需要多久？ 术前准备有哪些？ 一次成功率有多少

体外震波碎石会对肾脏、输尿管及其周围组织造成一定的损害。这些损害的程度往往和总能量、震波碎石总次数、医师的操作经验和患者的良好配合等有关。通常情况下,体外震波碎石的次数不超过 3 次,连续两次体外震波碎石的间隔时间应在 10～14 天,间隔过短则不利于损伤恢复,并发症的发生率也会明显增加。

体外震波碎石之前要做好以下准备工作:①详细了解病史,包括有无自行排石史、结石手术史、输尿管狭窄、近期发热等

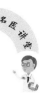

病史,基础慢性疾病及控制情况,育龄期女性需要排除怀孕;②通过进行 B 超、CT 或 X 线检查片,详细评估结石大小、数量、位置和积水情况等;③进行血常规、尿常规、血凝常规、肾功能检查,评估有无尿路感染、凝血功能障碍和肾功能情况,如有异常,需要治疗后复查评估;④服用抗凝药物的患者需要停药至少 1 周,并复查凝血指标,完全正常后方可行碎石治疗;⑤体外震波碎石前一天晚饭吃少渣饮食,晚饭后口服泻药行肠道准备,然后一直禁食至碎石术完成后。

随着体外震波碎石设备的改进和医师操作技术的提高,体外震波碎石的成功率也在逐渐提升。目前,适应证范围内的输尿管上段结石碎石的单次成功率为 $36\%\sim64\%$。但影响体外震波碎石的成功率的因素有很多,如结石的成分、大小、硬度、数量及嵌顿时间;患者的体型是否肥胖,输尿管有无扭曲狭窄,碎石过程中患者的配合程度;术前肠道准备是否充分;碎石机的优劣以及医师的操作水平及经验等,无不对体外震波碎石的成功率有着重大影响。

147. 体外震波碎石是否完全没有损伤

过去,人们认为体外震波碎石是完全无创的,但随着这项技术的广泛开展,经验的不断积累,相关研究的不断深入,临床医师发现体外震波碎石对于很多器官都会造成一定的损伤,碎石后肉眼血尿就是最直观的证据。这些损伤包括:①肾损伤:震波的能量会造成肾脏及肾周组织的损伤,表现为组织充血和水肿,严重情况下引起肾脏的血肿甚至肾脏损伤碎裂。大多数情况下,这种损伤都是轻微的,2 周左右多能自行恢复;

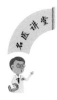

②输尿管损伤：在一些体外震波碎石失败后又进行开放手术的病例中，发现体外震波后输尿管明显水肿变粗，管壁变厚，严重者局部有粘连甚至瘢痕形成，这证明了体外震波对输尿管的损伤；③周围软组织损伤：例如，腰大肌出现充血、血肿，肾周筋膜充血水肿。体外震波的能量主要聚焦在目标结石，但是结石周围组织也会受到部分能量作用而造成损伤，而且在碎石过程中，患者的呼吸运动和不自主移动，都会导致震波能量聚焦点从结石移位到邻近组织器官，引起损伤。因此，体外震波碎石不是完全无创的，操作不当也会产生肾破裂、脓毒血症、休克及死亡等严重并发症，只能算是一种便捷的微创治疗方法。

148. 体外震波碎石会有哪些并发症

（1）血尿：几乎所有患者震波碎石后都会有不同程度的血尿，大部分患者血尿程度较轻，通常在1～2天内自行消失，无须特殊处理，如出现持续或者大量血尿则需要治疗。

（2）肾绞痛：体外震波后，碎石排出过程中可能造成输尿管梗阻从而导致肾绞痛的发生。如疼痛较轻，可口服布洛芬（芬必得）、塞来昔布（西乐葆）或者肛塞消炎痛栓之类的镇痛类药，严重的肾绞痛需要至医院就诊。

（3）尿路感染：感染性结石经震波碎石后石头碎块会释放大量细菌和炎性介质，加之碎石梗阻于输尿管引起肾盂高压、冲击波引起的肾组织损伤等因素，可引起尿路感染。绝大部分患者症状较轻，口服抗炎药就可好转，极少数出现高热甚至尿源性脓毒血症，尿源性脓毒血症病情进展较快，可继发感染性休克甚至死亡,需要高度重视并积极治疗。

(4) 石街形成:体外震波后,大量碎石在输尿管内堆积导致"石街"形成,可能需要再次震波治疗或者采取输尿管镜碎石等方法清除碎石,由于结石数量从一颗变为多颗,反而增加了治疗难度。

(5) 肾、输尿管损伤和周围血肿:冲击波可能导致肾、输尿管损伤,少数患者可出现肾周血肿和输尿管狭窄等并发症。

(6) 其他比较少见的并发症有:心律失常,最严重的可能导致心脏骤停,肺部损伤导致咯血,消化道损伤导致呕血和便血等。

149. 为什么输尿管中下段结石首选输尿管镜碎石术,而不是体外震波碎石术

体外震波碎石的工作原理是将冲击波能量通过人体聚焦到结石上,从而使结石粉碎。从解剖位置上来看,输尿管中下段结石容易受骨盆和肠管的遮挡,一方面干扰结石定位,另一方面会使冲击波的能量大幅度衰减,导致碎石成功率下降和并发症增加。

而输尿管镜碎石术对输尿管中下段结石的成功率高达90％～99％,这是因为输尿管镜碎石是在直视下操作,碎石效果明确,术后极少出现肾绞痛、石街、严重感染和输尿管损伤等并发症,而且输尿管中下段结石不容易向上移位导致碎石失败。因此,国内外诊疗指南均推荐输尿管镜碎石术作为输尿管中下段结石的首选手术方法。

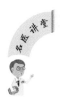

150. 哪些输尿管结石适合行输尿管镜碎石术治疗

根据《中国泌尿外科疾病诊断治疗指南》，输尿管镜碎石术的适应证包括：①输尿管下段结石；②输尿管中段结石；③体外震波碎石（ESWL）失败后的输尿管上段结石；④ESWL后的"石街"；⑤结石并发可疑的尿路上皮肿瘤；⑥X线阴性的输尿管结石；⑦停留时间长的嵌顿性结石而行体外震波碎石困难。输尿管镜碎石术对输尿管下段结石的成功率为 97％～99％，对输尿管中段结石的成功率为 90％～96％，较其他治疗方案有着巨大的优势。随着医师操作经验的积累，输尿管镜设备的改良，封堵器、拦截网等辅助设备的广泛应用，输尿管镜碎石术对输尿管上段结石的成功率也可达到 69％～85％，输尿管镜碎石术在输尿管上段结石的治疗中应用也越来越广。在临床实践中，应根据输尿管上段结石患者的具体情况个体化选择体外震波碎石、输尿管硬镜碎石、输尿管软镜碎石、经皮肾镜取石或联合治疗方案。

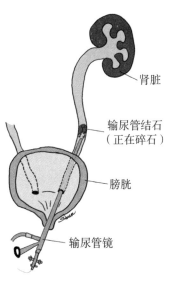

肾脏

输尿管结石（正在碎石）

膀胱

输尿管镜

图 3-4 输尿管镜碎石术治疗示意图

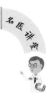

151. 对于绝大多数输尿管镜碎石术，为什么钬激光优于气压弹道

气压弹道和钬激光都是输尿管镜碎石术的碎石方法。两种方法相比较而言，受频率和能量的限制，气压弹道很难将结石完全粉末化（粉末化可将结石击碎成极小的碎石，越容易排出，越不容易残留）。气压弹道碎石时，碎石杆的震动幅度大，容易导致结石上移，尤其是输尿管上段结石更容易在碎石过程中逃回肾脏，从而导致碎石失败。气压弹道的碎石杆比钬激光光纤粗，这样必须配合更粗的输尿管镜使用。部分输尿管狭窄的患者就因无法置入输尿管镜导致碎石失败，而且较粗的碎石杆还影响灌注液的循环，影响手术视野。而钬激光是一种脉冲激光，能量强，可将不同类型、不同硬度的结石击碎成很小的粉末；对结石的震动幅度小，不容易引起结石移位。钬激光配合使用的光纤细，可以选择更细的输尿管镜进行手术，即便输尿管有轻中度狭窄的患者也能手术。光纤细还可确保灌注液循环通畅，保证手术视野清楚；光纤细还方便在碎石术过程中置入封堵器、拦截网等辅助设备，提高碎石成功率。

气压弹道也不是没有优点的，气压弹道碎石时没有热量散发，不会引起输尿管黏膜热损伤导致术后输尿管狭窄。气压弹道多用在标准通道和大通道的巨大肾结石治疗中，大通道可以确保大碎石块的顺畅排出和灌注液的良好循环，气压弹道的优势就能充分发挥，从而提高碎石效率和安全性。

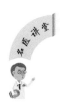
152. 为什么部分输尿管结石不能一次成功击碎

造成输尿管镜碎石术无法一次成功击碎结石的原因有很多,其中结石逃逸进入肾脏和输尿管狭窄导致进镜失败是两个主要原因。

(1)结石逃逸:输尿管镜碎石过程中必须持续灌注生理盐水以保持输尿管扩张和视野清晰,整个结石或部分碎石就会在水流的带动下向上漂移。如果结石上漂进入肾脏,由于肾脏和输尿管的夹角,输尿管硬镜往往无法观察并触及结石,导致输尿管镜碎石失败,此时就需要改行经皮肾镜取石术或二期行输尿管软镜碎石术。输尿管上段结石距离肾脏较近,更容易被水流带入肾脏,这也是输尿管上段结石碎石术成功率较低的原因之一。临床实际工作中,完整结石逃逸较少,结石碎片逃逸反而较多,这是因为较大的完整结石,一方面结石重力大不容易被水流冲动,另一方面较大的结石卡在输尿管内不容易移动。当大的结石被激光击碎后变小或变成几块后,重量小,不容易卡在输尿管上,反而活动度变大,容易被水流带入肾脏。

(2)输尿管狭窄:输尿管是一根长 25～35 mm、上粗下细,有多个狭窄扭曲的管道,其中输尿管穿过膀胱壁处最为狭窄,管径只有 2～3 mm,这也是结石最容易停留卡住的部位。而且输尿管的粗细程度个体差异很大,有的人输尿管全程先天偏细,这些也是结石好发人群。输尿管镜是一条直径为 2～3 mm 的前细后粗的细长镜体,包括光源摄像头(一部微型摄像机)、进水通道(注入生理盐水使输尿管扩张视野清楚)和操作通道(置入钬激光光纤、拦截网、封堵器)等复杂微小设备。即便现在的科学技术越来越发达和生产工艺越来越先进,输尿管镜镜体也无法做到无限细。目前,世界上最细的输尿管镜直径也有近 2 mm。如果患者输尿管极细,输尿管无法通过狭窄处到达结石所在部位,自然无法完成碎石。在这种情况下,医师通常会选择先留置一根 DJ 管以扩张狭窄的输尿管,数周后再行碎石治疗。如果术中遇到输尿管狭窄,贸然采用暴力进镜,可能会造成输尿管穿孔、输尿管断裂及输尿管黏膜撕脱等严重后果。

其他少见原因包括:术中发现输尿管脓尿、出血较多、输尿管穿孔等,可先放置 DJ 管控制感染,保护输尿管,择期再行碎石治疗。

153. 术前 B 超和 CT 等检查能否预判输尿管是否狭窄

B 超和 CT 都能观察肾脏积水和输尿管扩张情况,常用来判断是否有输尿管梗阻。在没有结石等异物梗阻的前提下,输尿管轻中度狭窄时,尿液常能顺利通过,多无肾积水表现;只有输尿管中重度狭窄时,才能引起明显肾积水,这时能发现输尿管狭窄位置,但也很难判断狭窄的严重程度。此外,由于输尿管是肌肉弹性管道,一般处于收缩状态,很难通过 B 超、CT 检查来准确判断输尿管管腔的粗细和明显狭窄。即便现在普遍应用的CT 尿路造影(CTU),通过注射造影剂和计算机对输尿管的重建,对输尿管狭窄诊断的准确性明显提高,但仍很难准确地诊断狭窄的长度和严重程度。所以,输尿管是否狭窄、狭窄的长度,尤其是狭窄的严重程度,通常只能在输尿管镜检查或碎石过程中才能被准确判断。

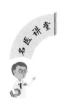

154. 术中发现输尿管狭窄无法进镜碎石后，应如何处理

疾病是医患双方共同的敌人，无论是医师还是患者，都希望能够一次手术解决所有问题，都希望手术能够顺利进行。然而，在输尿管结石手术过程中，我们有时会遇到输尿管狭窄而无法继续行钬激光碎石的情况。那么，遇到这种情况如何处理比较合适呢？是不是一定要坚持碎石呢？

首先，我们要看输尿管狭窄的程度。如果狭窄长度较短、狭窄程度较轻，我们可以通过输尿管输送鞘内芯、输尿管镜体等扩张输尿管狭窄处予以解决。对于输尿管下段狭窄，我们可以在导丝引导下利用输尿管输送鞘内芯予以输尿管扩张，然后再置入输尿管镜通过狭窄段后行钬激光碎石术。对于输尿管上段狭窄，可以在导丝引导下尝试用输尿管镜体轻轻地扩张。此时，需要避免暴力扩张以导致输尿管壁黏膜损伤、穿孔甚至造成输尿管断裂等严重并发症；如果医疗条件允许，也可以更换更细的输尿管镜进行手术。

其次，如果输尿管狭窄段长度较长、程度较重，甚至输尿管全程狭窄者，更换更细的输尿管镜也无法进镜。对预估上述扩张方法无效或可能导致严重并发症者，那么就不要勉强继续手术碎石。此时，如果输尿管导丝能够通过的话，可以先在导丝引导下留置输尿管 DJ 管，解除输尿管结石导致的肾积水，避免肾功能继续受到损害，同时留置 DJ 管能起到持续软性扩张输尿管管腔的作用，为以后进行二期手术碎石创造条件和赢得时间。留置 DJ 管的大小型号，应根据输尿管的狭窄程度、输尿管结石梗阻的时间、肾盂积水的程度进行选择,如果输尿管的狭窄程度较轻、输尿管结石梗阻时间较短、肾盂积水较轻,可尝试留置较粗的 DJ 管(如 Fr 6),如果输尿管的狭窄程度较重、输尿管结石梗阻时间较长、肾盂积水较重,可尝试留置较细的 DJ 管(如 Fr 4.7)。在这种情况下,置入 DJ 管并放弃碎石对于患者来说利大于弊,而且并不意味着手术失败。如果暴力手术可导致输尿管穿孔、断裂、黏膜撕脱等严重并发症,甚至需要切除肾脏。

第三,如果输尿管极度狭窄,连最细的 DJ 管也无法置入时,应果断中止手术,勉强手术只会导致严重并发症的发生。对于这种情况的处理,可以选择中转开放手术,或术后行 B 超引导下肾盂穿刺造瘘引流术,先行引流肾盂积尿,保护肾脏功能,再根据肾脏功能恢复情况进行相应处理。

由于术前 CT 和 MRI 等检查很难发现输尿管结石患者是否合并有输尿管狭窄,绝大多数只能在输尿管镜检查时被发现,因此具有难以预测性。此时,术前要仔细询问患者的结石病史,观察结石大小,肾积水程度,预判输尿管狭窄的可能性并制订合理的治疗方案,同时向每位结石手术患者告知输尿管狭窄的可能性和应急处理办法。术中应根据输尿管狭窄程度,遵守"患者利益至上"原则,选择安全、有效、合理的备用治疗方案。患者也应该理解、信任、配合特殊情况的应急方案,无论是医师,还是患者,都希望手术能够顺利、安全、有效进行,只有相互信任、理解和配合,才能共同战胜疾病。

155. 输尿管狭窄是否能通过留置 DJ 管扩张至正常大小

输尿管狭窄的原因众多,有先天性因素,也有后天性原因和

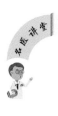

医源性因素,要根据输尿管狭窄的原因、长度、程度做进一步评估,来判断是否能够通过留置 DJ 管达到扩张输尿管狭窄的治疗目的。

先天性因素主要是肾盂输尿管交界处狭窄。这种输尿管狭窄往往存在于肾盂输尿管连接部,而非位于肾盂最低位。如果导致的肾盂积水进行性增多并需要治疗时,单纯留置 DJ 管扩张难以达到治疗目的,仅能起到短时间的引流作用,最终仍然需要行肾盂输尿管整形手术治疗。

对于输尿管结石手术过程中发现的输尿管管腔狭窄,如果没有明显输尿管黏膜异常、息肉增生或瘢痕形成的话,其实绝大多数是相对于输尿管镜而言的相对狭窄。去除结石后,通过留置 DJ 管进行软性扩张,绝大多数输尿管狭窄可以被扩张至正常大小。如果发现有明显输尿管管壁异常、息肉增生或瘢痕形成的话,留置 DJ 管可以引流肾盂积水保护肾功能。DJ 管的持续软性扩张可以避免狭窄在自我修复过程中进一步加重甚至闭锁,这种情况具有不确定性,拔除 DJ 管后,部分患者仍然会出现输尿管狭窄。因此,这类患者需要在拔除 DJ 管后密切随访,以避免输尿管狭窄引起肾积水加重和肾脏功能丧失。

对于输尿管狭窄处有明显瘢痕形成的患者,单纯通过留置 DJ 管扩张难以达到恢复正常输尿管管腔的目的。可选择进行输尿管狭窄球囊扩张术或输尿管狭窄段切除再吻合术进行治疗。输尿管狭窄球囊扩张术作为一种微创治疗输尿管狭窄的方法,具有可重复操作、损伤小、疗效较满意及术后恢复快等优势。目前,已经得到大量推广应用。由于输尿管管腔较细,轻微的瘢痕形成即可导致输尿管狭窄,因此输尿管狭窄具有顽固性和反复性的特点。任何一种输尿管狭窄的治疗方法都很难达到

100%的疗效,术后仍需要给予长期密切的随访观察。

妇科、普外科疾病侵犯输尿管引起的狭窄,以及这些疾病的手术损伤导致的输尿管狭窄,如果早期发现并及时留置 DJ 管,部分的患者可以恢复正常,严重者需要行输尿管狭窄成形术。

对于输尿管邻近部位的肿瘤、纤维化等输尿管以外原因压迫导致的输尿管狭窄,留置 DJ 管仅能起到临时引流的目的,去除 DJ 管后会再次出现输尿管狭窄导致肾脏积水。对于这种情况,可以通过定期更换 DJ 管或留置永久性金属 DJ 管等方式治疗狭窄。当然,也可行肾造瘘引流术保护肾脏功能。

总之,对于输尿管狭窄,留置 DJ 管主要起引流尿液保护肾功能的作用,对部分患者也能够实现扩张输尿管的目的,但并非对所有输尿管狭窄都能通过留置 DJ 管达到扩张输尿管的目的。

156. DJ管留置时间过长会有哪些危害

尿路结石术后都会常规留置 1 根 DJ 管,其主要目的是:①引流尿液,避免术后肾绞痛,保护肾功能;②扩张输尿管,便于碎石排出,减少术后尿路结石复发;③保护输尿管黏膜,最大限度防治输尿管狭窄。留置 DJ 虽然有诸多重要作用,但也并非留置越久越好,正所谓过犹不及。多数 DJ 管可以在体内放置3~6月,部分特殊材质的 DJ 管可放置 6 个月至 1 年。除了会引起腰酸、血尿、尿频等不适外,DJ 留置时间过久,还可能会出现一些其他危害,甚至出现比较难以处理的情况。

(1) DJ 管留置时间过久,DJ 管上出现尿液沉淀物附着,抗菌作用减弱,会出现难以治愈的导管相关性尿路感染。此时,细

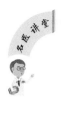
菌附着于 DJ 管上,单纯使用抗生素难以达到根治目的,往往用药时好转,停药后又会复发。

(2) DJ 管留置时间过久,会反复出现肉眼血尿、尿频、腰酸等不适。虽然出血量不大,一般也不会影响身体健康,但尿频、腰酸等不适会影响患者的睡眠、生活和工作,限制了患者的正常活动,会给患者产生极大的心理压力。

(3) DJ 管留置时间过久,在 DJ 管表面会附着一层结石,尤其是 DJ 管处于肾盂和膀胱内的部分由于尿液滞留,尿液流动少,空间较大,更易形成较大的结石,导致日后拔除 DJ 管时难以取出,甚至需要再次手术处理,增加了患者的痛苦。

(4) DJ 管留置时间过久,肾盂-输尿管和膀胱的压力差减少,反射性地抑制输尿管蠕动,导致拔管后尿液中的沉淀物不容易排出,沉淀物集聚再次形成结石,加速术后尿路结石的复发。

(5) DJ 管留置时间过久,DJ 管材质发生氧化,拔管时容易断裂,导致取出困难,需要多次手术才能取出。

因此,留置 DJ 虽然有诸多重要作用,但也并非留置时间越久越好,应严格遵照手术医师的嘱托,按时拔除 DJ 管,并定期复查随访。

157. 有哪些方法能尽可能防止输尿管结石逃回肾脏

自从有了输尿管镜技术以后,大多数输尿管结石都可以通过输尿管镜微创手术进行治疗。但在早期,由于缺乏相关辅助器械,尤其是输尿管上段结石采用输尿管镜碎石术时,结石极易逃回肾脏导致碎石失败。一次手术的结石清除率较低(<50%),增加了患者的痛苦和治疗费用。随着医疗技术的不断发

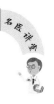

展,出现了封堵取石导管、拦截网篮、取石网篮等输尿管镜碎石辅助设备,结石清除率大大提高,目前可达到 $69\% \sim 85\%$。

封堵取石导管前端是一段可以收缩的叶片,平滑的叶片可通过结石与输尿管黏膜之间的缝隙,然后在结石前方将叶片收缩形成一个球,从而防止输尿管结石在水流和碎石冲击作用下逃回肾脏。

拦截网篮前端有一个可以收缩入直径不到 1 mm 的细鞘的网篮,细鞘可通过结石与输尿管黏膜之间的缝隙,然后在结石前方将网篮推出,防止结石逃回肾脏。

取石网篮可以将较小的结石抓住后取出至膀胱甚至是体外,也避免了输尿管内的结石在水流冲击作用下逃回肾脏。

目前,这些辅助设备的广泛使用,明显减少了输尿管结石逃回肾脏的发生率,显著提高了结石清除率,降低了患者的治疗总费用,也明显减少了患者的痛苦。

同时,熟练的操作技巧也对减少输尿管结石逃入肾脏有一定帮助。比如,术中采用头高脚低体位,术中控制灌注液的压力和流量,采用高频低能量的碎石模式,采用边缘蚕食粉末化的碎石方式等。

158. 输尿管结石逃回肾脏后,应如何治疗

目前,虽然输尿管镜下防止结石逃逸的辅助器械已经得到广泛应用,但由于结石位置很高、患者输尿管管腔狭窄扭曲等原因,再精良的辅助器械和再优秀的操作技术也不能完全避免输尿管结石逃回肾脏的可能。另外,对于合并有肾积脓、结石周围有大量息肉增生、结石过大等特殊情况下,手术时医师也会根据

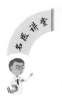

实际情况,特意将输尿管结石推回肾脏,以解除梗阻保护肾功能,通畅引流防止感染,保护输尿管黏膜预防狭窄。那么,回到肾脏的结石该如何处理呢?其实,逃回肾脏的输尿管,处理办法同肾结石的治疗,应根据结石大小、患者身体情况和输尿管管腔条件等因素选择治疗方案。

(1)体外震波碎石:适合于直径 1 cm 左右、质地松脆的结石,体外震波碎石具有创伤小、方便快捷、无须安置和拔除 DJ 管等优点。但是体外震波碎石清石率较低,阴性结石、结石过小、肥胖等患者往往定位困难。

(2)输尿管软镜碎石:适合于直径 2 cm 以下结石,且输尿管管腔通畅的患者。软性输尿管镜前端有一个可以弯曲 270°的头端,可以进入绝大多数肾盏,将藏匿于肾盏中的结石粉碎,碎石后还可利用取石网篮将较大碎块取出。目前,输尿管软镜碎石技术已十分成熟,并随着材料学、光学的发展,软性输尿管镜越来越细,清晰度越来越高,操作通道越来越大,碎石的效果也越来越好。

(3)半硬镜碎石:将输尿管硬镜与输尿管软镜特点相结合的半硬镜,前段为可弯曲的软镜,中后段为硬镜,既能便于手术者操作,又能达到软镜的治疗效果。

(4)经皮肾镜取石:适合于体积较大或质地较硬的结石,或肾内本身有需要处理的其他结石。经皮肾镜取石术具有取石效率高、清石率高的优点。

(5)保守观察:适用于患者身体状况差、输尿管狭窄,既无法耐受经皮肾镜取石术、输尿管软镜碎石术或半硬镜碎石术,又无法行体外震波碎石的患者。这类患者需要密切复查随访,如结石不掉落进入输尿管引起梗阻,可一直观察随访。

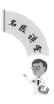

159. 输尿管镜碎石术后是否要留置导尿管

留置导尿管会引起尿道下腹部胀痛、膀胱痉挛、频发尿意及尿道遗尿等不适,限制了患者尽早下床活动,增加了术后止痛药物的使用。很多患者对留置导尿管引起的不适仍心有余悸。那么,输尿管镜碎石术作为一种微创手术,术后是否要留置导尿管呢? 目前,尚无统一定论,需要根据患者的一般情况、麻醉方式、术中情况、有无感染高危因素、有无前列腺增生及手术医师的经验来综合判断。

就麻醉方式而言,短时间的静脉麻醉、喉罩麻醉和全身麻醉,对排尿功能的影响比较小,术后可不留置导尿管。腰麻和硬膜外麻醉对排尿功能的影响比较大,术后必须留置导尿管。

就身体状况而言,年轻患者,一方面没有前列腺增生等引起排尿不畅的基础疾病,另一方面对导尿管的刺激异常敏感和难受,如手术顺利、手术时间短、没有尿路感染等高危因素,术后可不留置导尿管。老年患者,尤其是前列腺增生严重的患者,本身就排尿不畅,加之麻醉的影响,不留置导尿管常会导致尿潴留。而且如不留置导尿管,老年患者术后需要频繁起床排尿,会增加跌倒、血压波动等风险,不利于术后恢复。

就感染风险而言,如果患者合并糖尿病、服用免疫抑制剂、高龄消瘦、术前尿培养阳性、术中发现尿液积脓、感染性结石、结石大手术时间长等,术后发生感染风险较高。留置导尿管,一方面可以降低膀胱和肾盂压力,减少尿液反流和细菌入血,降低感染风险;另一方面可以监测尿量,及时判断有无重症感染。

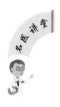

160. 输尿管结石合并感染，为什么要先控制感染，然后再行输尿管镜碎石术治疗

输尿管结石合并感染，必须先控制感染以后才能进行输尿管镜碎石术。因为输尿管镜碎石术必须将输尿管镜逆行进入输尿管结石处，在进入输尿管的过程中，需要不停地灌注生理盐水扩张输尿管，并冲洗输尿管管腔内的血液、尿液结晶、脱落上皮等浑浊物质以保持手术视野清晰，不可避免地会导致肾盂压力升高，发生肾盂内尿液-静脉和尿液-淋巴反流入血。如果在感染没有控制的情况下手术，尿液中的细菌和炎症介质会随着尿液反流进入血液，形成菌血症，甚至造成尿源性脓毒血症。尤其是尿源性脓毒血症进展快、危害大，绝大多数需要转入重症监护病房(ICU)进行治疗，治疗费用极大，是尿路结石最严重、最危险的并发症之一，病死率高达 20%～42%。这也就是为什么泌尿外科学界有一句"出血丢肾，感染丢命"的警句。

因此，如果存在尿路感染的情况，不能贸然进行输尿管结石碎石术，首先要根据中段尿培养＋药敏结果选择敏感抗生素控制尿路感染。如果尿路感染难以通过药物控制且合并有明显肾盂积水者，可以通过 B 超引导下行经皮肾盂穿刺造瘘引流术，充分引流肾盂尿液，减轻肾盂压力，一方面可以保护肾脏功能，同时也利于尿路感染的治疗。对于较小的输尿管上段结石、病程短嵌顿可能性低、肾盂积水轻的患者，可以尝试输尿管镜下 DJ 管置入术来引流尿液，减轻肾盂压力，保护肾功能，同时利于控制感染和扩张输尿管，为后续二期碎石治疗创造条件。

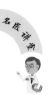

161. 输尿管镜碎石术有哪些并发症

输尿管镜碎石术并发症主要有术中并发症和术后并发症两大类。

术中并发症包括：输尿管黏膜损伤、出血、输尿管穿孔、黏膜下假道、输尿管黏膜剥脱断裂、肾脏损伤、膀胱损伤、结石移位、进镜失败等。其中比较常见的是输尿管黏膜损伤、结石移位以及输尿管狭窄扭曲导致的进镜失败。

术后近期并发症包括：血尿、尿频、腰酸、感染发热、DJ 管留置不到位及尿外渗。其中血尿、尿频及腰酸是常见症状，一般不会影响身体健康。DJ 管留置不到位，无法达到引流、扩张和保护的作用，部分需要重新留置。轻度的尿路感染和发热，对症处理即可，但要时刻警惕尿源性脓毒血症的可能，尤其是糖尿病、高龄、女性和抵抗力较差的患者。

术后的远期并发症包括：膀胱输尿管反流、输尿管狭窄、DJ 管断裂、DJ 管结石形成、DJ 管遗漏拔除、肾周感染等。因此，输尿管镜碎石术后需要定期随诊复查，并及时拔除 DJ 管，避免各类并发症的发生。一般情况下，术后每 2 周复查一次，拔除 DJ 管后前 3 个月每 2 周复查一次，然后每 3 月复查一次。如果在复查过程中发现异常，应听取医师的建议及时处理，以避免因延误治疗而导致严重的危害。

162. 如何预防输尿管镜碎石术出现尿源性脓毒血症

尿源性脓毒血症是输尿管镜碎石术最严重的并发症，病死率高达 20％～42％，严重威胁患者的生命安全，常见于输尿管结石梗阻合并尿路感染但未行有效抗感染治疗者。输尿管结石是感染性结石，手术时间过长，术中灌注压力过高等导致细菌经过破损的肾盂输尿管黏膜吸收入血，导致尿源性脓毒血症。因此，为了降低输尿管镜碎石术后尿源性脓毒血症的发生，术前必须进行有效抗感染治疗，完全控制尿路感染后方可手术。同时，尽量缩短手术时间，尽量降低术中灌注压力，避免肾盂持续高压引起细菌反流进入血液。如果术中发现尿液混浊、脓尿等存在尿路感染的情况，需要及时中止手术，留置 DJ 管充分引流控制感染后再二期行碎石治疗。对于高龄、女性、糖尿病、高血压和免疫力低下患者，更要在上述基础上，控制好术前血压、血糖和感染，术后密切监测血压、心率、呼吸、血氧饱和度、中心静脉压等生命体征以及尿量变化，术后复查血常规、生化指标和降钙素原（PCT）检查，以便及时诊断和及时治疗。尿源性脓毒血症每晚诊断一小时，病死率就会上升 3％～5％。因此，早期诊断和早期治疗对于改善预后极为关键。因此，防治尿源性脓毒血症的关键是术前充分控制感染，然后才是及时诊断和治疗尿源性脓毒血症。

163. 哪些结石患者更容易罹患尿源性脓毒血症

尿源性脓毒血症是输尿管结石最严重的并发症，进展快、危害大，病死率高。那么，什么样的结石患者更容易出现尿源性脓毒血症呢？输尿管结石围手术期感染的危险因素包括一般危险因素和特殊危险因素。一般危险因素包括：高龄（60 岁以上）、营养不良、免疫功能受损（器官移植患者、服用激素）、糖尿病、吸烟、肥胖、女性、同时存在远处感染性病灶等。特殊危险因素包括：术前因为控制尿路感染住院时间长、近期因尿路感染曾住院、反复尿路感染、尿路细菌定植(尿培养阳性但无症状)、长期留置 DJ 管或肾造瘘引流等因素。对于这些患者,术前更应严格地控制好尿路感染,做好充分的术前准备和手术预案,术中尽量缩短手术时间、降低灌注压力,术后密切监测生命体征、尿量、血生化和 PCT 变化,以便早期诊断、早期治疗,避免进展到脓毒血症、休克甚至死亡。

164. 如何治疗尿源性脓毒血症

尿源性脓毒血症是输尿管结石最严重的并发症,也是输尿管结石碎石术最严重的并发症,进展快,危害大,病死率高达 20%～42%。除了要积极地预防尿源性脓毒血症的发生外,还要早期诊断和早期治疗尿源性脓毒血症,才能尽早控制和逆转病情,避免进展到脓毒血症休克甚至死亡。

一旦怀疑尿源性脓毒血症,应立即监测血压、心率、呼吸、血氧饱和度、中心静脉压等生命体征以及尿量变化,立刻检查血常规、血凝常规、生化指标和 PCT,并对尿液、血液、引流液进行细菌培养和药敏实验,同时进行抗菌药物治疗。目前,临床上诊断脓毒症要求有明确感染或可疑感染加上以下指标：①全身情况：发热($>$38.3℃)或低体温($<$36℃)；心率增快($>$90 次/分)；呼吸增快($>$30 次/分)；意识改变；明显水肿或液体正平衡$>$20ml/kg,持续时间超过 24h；高血糖症(血糖$>$7.7mmol/L)而无糖尿病史。②炎症指标：白细胞计数异常($>$12$\times$10^9/L

143

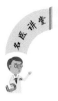

或<4×10^9/L),或白细胞正常但不成熟细胞>10％;血浆降钙素原(PCT)>正常值 2 倍。③血流动力学指标:低血压(收缩压<90 mmHg,平均动脉压<70 mmHg,或较基础收缩压下降>40 mmHg)。④器官功能障碍参数:氧合指数(PaO$_2$/FiO$_2$)<300;急性少尿(尿量<0.5 ml/(kg·h));肌酐增加≥44.2 μmol/L;凝血功能异常(国际标准化比值>1.5 或活化部分凝血活酶时间>60 s);肠麻痹:肠鸣音消失;血小板计数减少(<100×10^9/L);高胆红素血症(总胆红素>70 mmol/L)。⑤组织灌注参数:高乳酸血症(>3 mmol/L);毛细血管再充盈时间延长或皮肤出现花斑。

由于尿源性脓毒血症危害大,一旦怀疑就要高度重视,进入尿源性脓毒血症治疗流程。尿源性脓毒血症的治疗包括 4 个基本方面:①支持治疗,稳定血压和维持呼吸通畅,必要时可机械通气。维持水、电解质平衡是治疗尿源性脓毒血症患者的重要一部分。②早期合理地应用抗菌药物,能显著提高存活率。抗菌药物的经验性治疗需采用广谱抗菌药物,随后根据细菌培养结果进行调整。③控制合并因素,如果合并因素与治疗有关,应该马上控制和(或)去除这些因素。④某些特殊治疗,如对脑垂体-肾上腺皮质轴功能相对不足的患者应用氢化可的松,应用胰岛素严密控制血糖。

165. 输尿管结石合并严重感染,到底是留置 DJ 管好还是行经皮肾盂穿刺引流术更好

经皮肾盂穿刺引流术是在 B 超引导下进行,无须进手术室操作,甚至可在患者床边进行穿刺,穿刺置管成功率比较高,肾

盂积水越重越好穿刺,不受输尿管条件和结石梗阻的影响,引流效果确切。但是肾盂穿刺是一个有创操作,会有穿刺失败、血尿、肾周血肿形成等风险,穿刺后腰背部会有一根引流管并接尿袋,影响洗澡等日常生活,很容易在睡觉等情况下不小心拽出引流管。输尿管DJ管置入术需要进入手术室在局麻或全麻下完成,受输尿管条件和结石梗阻的影响,由于体表没有引流管,对患者的生活影响较小。由于结石梗阻等原因,DJ管留置失败率远高于经皮肾盂穿刺引流,部分患者还会出现DJ管留置后仍然引流不畅导致肾积水等情况,需要再次行经皮肾盂穿刺引流术。输尿管结石合并严重感染,到底是留置DJ管更好,还是经皮肾盂穿刺引流术更好?这需要根据患者的身体状况、肾盂积水程度、结石位置、结石大小及结石梗阻时间等来综合判定。

对于体积较小、梗阻时间较短、肾盂积水较轻的输尿管结石患者,可以首选输尿管DJ管置入术。因为这种情况下输尿管DJ管置入成功率比较高,而经皮肾盂穿刺引流由于肾盂积水较少而难以操作,而且对患者来说,留置DJ管比留置肾盂穿刺引流管生活质量高。

对于体积较大、梗阻时间较长、肾盂积水较重的输尿管结石患者,可以首选经皮肾盂穿刺引流术,因为肾盂积水越重,肾盂穿刺引流越便捷,成功率就越高。而肾盂积水较重,往往提示输尿管结石梗阻较重,留置DJ管往往失败率高。

到底是留置DJ管,还是经皮肾盂穿刺引流管?遵循的原则是:第一保证引流成功率,其次考虑患者的生活质量,同时还要结合医院设备条件和医师的擅长技能。

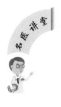

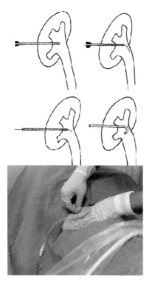

图 3-5 经皮肾盂穿刺外引流

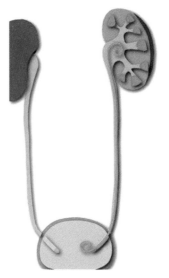

图 3-6 输尿管 DJ 管内引流

166. 什么是输尿管石街？形成输尿管石街的原因是什么

　　输尿管石街是比较多的结石堆积在输尿管里，没有及时排出，从而形成一长串的输尿管结石，形似街道石梯。由于多颗结石梗阻，往往引起更为严重的肾绞痛和肾积水，需要及时手术解除梗阻并清除结石，反而增加了治疗难度。常见于肾多发结石、体外震波碎石术后、经皮肾镜碎石术后，其中体外震波碎石治疗的结石过大是最常见的原因。体外震波碎石术后石街的发生率为 4%～7%。如果结石超过 2 cm，石街的发生率上升至 5%～10%，这也是临床上推荐 1 cm 左右结石是震波碎石的最佳适应证的原因之一。对石街的防治,必须在体外震波碎石术之前做好评估,并制订好分期碎石方案,同时治疗后积极复查评估,如出现石街需要尽早治疗。

167. 如何治疗输尿管石街

石街的处理重在预防,关键在于严格掌握体外震波碎石的最佳适应证。对于无疼痛、血尿等症状和肾盂积水并发症的石街,可以采取多喝水,多运动,口服排石药物、输尿管扩张药物等保守治疗。如果出现梗阻导致肾盂积水、感染发热或肾功能受损等并发症时,必须积极治疗。对于身体情况好、感染控制好的石街患者,首选行输尿管镜碎石术,碎石效果确切,清石率高,术后可留置 DJ 管,确保充分引流和扩张,利于碎石顺利排出。如果患者持续感染高热,可先行经皮肾盂穿刺引流术,降低肾盂压力保护肾功能,同时利于感染控制,等肾功能恢复和感染控制后,再行输尿管镜碎石术、经皮肾镜取石术或开放切开取石术。由于石街往往有多颗结石梗阻,体外震波碎石一次往往只能震碎 1～2 颗结石,且成功率较低。因此,石街往往不适合采用体外震波碎石治疗。

168. 什么样的输尿管结石可选择行输尿管切开取石术

随着输尿管镜和经皮肾镜技术的发展,输尿管结石需要行切开手术的情况越来越少。然而,对于部分输尿管结石,采用输尿管切开取石,也有其独有的优势。那么,哪些输尿管结石比较适合行输尿管切开取石术呢?

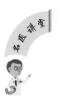

（1）伴顽固性尿路感染的输尿管结石。由于输尿管切开取石术不需要灌注生理盐水，不会引起肾盂内高压导致细菌逆流入血产生尿源性脓毒血症。输尿管切开取石术既能去除结石，又能解除梗阻。

（2）合并有需要同时治疗的后腹腔其他疾病，如同侧肾上腺肿瘤切除、同侧肾囊肿去顶减压术、同侧肾部分切除术等，可以通过一种手术解决多种疾病。

（3）梗阻时间长、可能合并有大量息肉增生的输尿管结石。如果这类结石采用输尿管镜下钬激光碎石术，由于息肉瘢痕和钬激光的热损伤，以及碎石容易黏附于输尿管息肉和黏膜下，术后极易发生输尿管狭窄。采用切开取石治疗，可以更好地取净结石，同时保护好输尿管黏膜，最大限度地降低术后输尿管狭窄风险。对于严重的息肉增生，甚至可在取石的同时，一期行输尿管狭窄段切除＋端端吻合整形术。

（4）直径大于 1.5 cm 的输尿管中上段结石，可选择输尿管切开取石术。这类结石采用输尿管镜下钬激光碎石术，不仅费时费力，还容易使结石逃入肾脏和碎石残留。手术时间过长，大量灌注液渗入肾周引起肾周感染，严重者可导致尿源性脓毒血症的发生，危及患者生命安全。

虽然与输尿管镜和经皮肾镜技术相比，切开取石术的创伤更大。但对于以上情况的输尿管结石患者采用切开取石术，可以最大限度地减少输尿管狭窄、尿源性脓毒血症等严重并发症的发生，而且切开取石术能将结石完整取出，术后结石残留率极低，也具有诸多优势。因此，患者也不要一概而论地否认开放手术，根据结石特点、身体情况等针对性地选择治疗方案，才能获得最高的安全性和清石率。

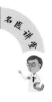

169. 腹腔镜下输尿管切开取石术的优点有哪些

传统的输尿管切开取石术需要在腰部做一长 10～15 cm 切口,伤口大、恢复慢,术后会有瘢痕、肌肉松弛、皮肤麻木等不适。腹腔镜下输尿管切开取石,仅仅需要开 3 个小孔即可完成手术。这是利用腹腔镜微创技术的优势,来实现输尿管切开取石治疗的目的。因此,相比传统开刀手术,此类手术具有切口小、恢复快、痛苦小、术后瘢痕小、肌肉松弛和皮肤麻木不适少等优点,主要适用于梗阻时间长、息肉包裹、合并感染、直径较大(直径＞1.5 cm)的输尿管上段结石的治疗。

腹腔镜下输尿管切开取石术既具有输尿管切开取石术的优点,又具有腔镜手术微创的优势。其优点包括:①输尿管狭窄风险低。由于输尿管切开取石术过程中采用冷刀切开输尿管管腔,没有热损伤,术后输尿管狭窄的发生率极低;②清石率高。输尿管切开取石术是将结石整块取出,极少出现结石残留;③感染风险低。输尿管切开取石术不需要灌注生理盐水,不会引起肾盂内高压导致细菌逆流入血,不会产生尿路感染和尿源性脓毒血症。④美观、创伤小。腹腔镜下输尿管切开取石术仅需要开 3 个小孔即可完成手术,不必像开放手术一样切断腰腹部肌肉和神经。因此,恢复快、痛苦小、术后瘢痕小、肌肉松弛和皮肤麻木等不适少。

170. 为什么双侧输尿管结石常需要急诊治疗

双侧输尿管结石往往导致双侧输尿管梗阻,尿液无法顺畅

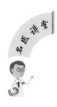

排出体外,引起结石梗阻以上输尿管和肾盂压力增高,肾盂积液,导致随尿液排出的电解质、代谢产物无法顺利排出,引起肾功能损害。如果双侧输尿管结石完全梗阻输尿管,患者会出现完全无尿,引起急性肾功能衰竭,表现为血肌酐、尿素氮和血钾持续快速升高,尤其是血液高血钾会引起心脏骤停。因此,双侧输尿管结石患者如果出现完全无尿,往往需要急诊行双侧输尿管 DJ 管置入术或经皮肾盂穿刺引流术,引流肾盂尿液,保护肾功能,等肾功能改善和感染控制后,再行碎石治疗。如果双侧输尿管结石没有完全梗阻输尿管,患者尿量基本正常,应密切监测患者肾功能、电解质、尿量,并积极抗感染和做好术前准备,尽早手术治疗。对于先天性或后天性孤立肾的输尿管结石,由于没有另外一个肾脏的代偿作用,其治疗也同双侧输尿管结石的治疗。

171. 双侧输尿管结石应如何治疗

双侧输尿管结石的治疗是以解除梗阻、引流尿液、保护肾功能为最主要目的,不能强求同时处理结石。

如果双侧输尿管结石比较小,或者都比较容易处理,可以同时行双侧输尿管镜碎石术,一次性解决双侧输尿管结石。

如果一侧输尿管结石难以处理,一侧输尿管结石比较容易处理,可先处理比较容易处理的一侧,对侧暂不处理或行肾盂穿刺引流术,待患者病情稳定后再处理另一侧。

如果患者情况比较差无法麻醉,或双侧输尿管结石均比较大,难以行手术处理,可以先行单侧或双侧经皮肾盂穿刺引流术,引流肾盂尿液,保护肾脏功能。待患者一般情况好转后再进一步治疗。

172. 一侧输尿管结石，一侧肾结石，应如何治疗

一侧输尿管结石，一侧肾结石，原则上先处理输尿管结石，再处理肾结石。

随着输尿管硬镜、输尿管软镜和经皮肾镜技术的发展，以及医师手术技术越加娴熟，部分患者也可同期处理输尿管结石和对侧肾脏结石。肾结石的处理方式可以根据结石的大小、位置、有无肾积水及患者身体情况等综合决定。如果肾结石较小、没有引起梗阻，可暂不处理。如果肾结石直径＜2 cm，可在治疗输尿管结石的同时，在肾结石侧留置 DJ 管，二期再采用输尿管软镜治疗肾结石，该法具有创伤小、恢复快等优点。如果肾结石直径≥2 cm，可选择行经皮肾镜取石术治疗肾结石。它具有碎石效率高、清石率高等优点。

173. 输尿管结石术后的远期并发症有哪些

尿路结石的治疗并非手术完成就结束了，还必须定期随诊复查。一方面，尿路结石非常容易复发，如未采取有效的结石预防治疗，终身复发率接近 100％；另一方面，部分输尿管结石患者术后可能会产生一些远期并发症。常见的远期并发症包括膀胱输尿管反流、输尿管狭窄、DJ 管遗漏、DJ 管断裂、DJ 管结石形成、肾萎缩、肾盂积水和肾周积脓等。

输尿管狭窄是最顽固、危害最大的远期并发症，其发生率在 0.5％～2.5％。其形成的主要原因是患者输尿管管腔本身狭

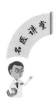

窄,输尿管结石嵌顿太久引起输尿管息肉增生和黏膜下结石。术中输尿管黏膜损伤、输尿管穿孔、假道形成、钬激光热损伤及碎石黏附损伤黏膜也是导致输尿管狭窄的重要原因。如果未及时发现输尿管狭窄,可导致肾重度积水、肾皮质萎缩和肾功能衰竭。因此,输尿管结石应及时治疗,不能一拖再拖引起输尿管息肉增生后再手术治疗,这极易引起输尿管狭窄。术中应尽量避免输尿管损伤,术后留置 DJ 管应达到足够时间,这些对预防输尿管狭窄非常重要。术后要定期随诊复查,一旦确诊输尿管狭窄,应及时行输尿管狭窄球囊扩张术或输尿管狭窄段切除＋端端吻合术等治疗,以最大限度地保护肾功能。

DJ 管遗漏、DJ 管断裂、DJ 管结石形成和肾周积脓等并发症,往往与 DJ 管忘记拔除有关。尤其是放置多根 DJ 管的患者,更要牢记自己体内有几根 DJ 管和医师嘱托的拔管时间。拔管前医师也会复查 X 线片再次确认,并反复核对确认,就是为了防止遗漏。如果在非手术医院拔除 DJ 管,更要和操作医师详细交代手术情况和 DJ 管留置情况,避免遗忘拔除。

所以,输尿管结石碎石术完成后并非万事大吉了,还需要定期随诊复查,及时发现和治疗各种远期并发症。

174. 输尿管结石术后的随访复查要点有哪些

药物治疗无效的输尿管结石,需要通过输尿管硬镜、输尿管软镜、经皮肾镜或体外震波碎石等方法进行治疗。虽然这些治疗方法都是微创治疗,但也会产生一些并发症,同时尿路结石具有容易复发的特性。因此,输尿管结石术后需要定期随诊复查。

体外震波碎石术后要观察尿液颜色、有无血块、有无碎石排出。10～14天后,复查尿路平片了解结石是否排出,复查B超观察肾积水是否改善,以评估治疗效果。如果结石仍然存在,可再次进行体外震波碎石,但总碎石次数不建议超过3次。如果出现震波碎石无效,或肾积水进一步加重等情况,则需要及时更改其他治疗方案。

输尿管镜碎石术后,每两周复查一次,拔除DJ管后前三个月每两周复查一次,然后每三个月复查一次。留置DJ管期间,会有血尿、腰酸、尿频等不适,拔除DJ管后会逐渐消失。对于术中发现有输尿管狭窄、息肉增生的患者,拔除DJ管后要更加注意,以便及时发现有无输尿管狭窄。如果出现输尿管狭窄,一定要尽早治疗,以避免长期肾盂积水损害肾功能。

经皮肾镜取石术后,前2周应以卧床休息为主,前3个月应避免剧烈运动和重体力劳动,否则可能引起穿刺通道迟发性大出血。经皮肾镜取石术后每2周复查一次尿常规、尿路平片(KUB)、B超或CT,了解肾积水消退情况、有无结石残留、血尿程度、肾周有无血肿等。留置DJ管期间,会有血尿、腰酸、尿频等不适,拔除DJ管后会逐渐消失。一般术后4周拔除DJ管,拔除DJ管后前3个月每2周复查一次,以后每3个月复查一次。

总之,输尿管结石术后随访复查的目的,是观察术后恢复情况,及时发现和治疗输尿管狭窄等并发症,以及预防输尿管结石的复发。

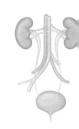

第四章
膀胱结石

175. 什么是膀胱结石

为什么人的肾脏时刻都在生成尿液,人却可以定时排尿？这是因为人体内有一个储存尿液的器官叫作膀胱,类似"污水处理池"。膀胱结石就是膀胱里的结石,就好像"污水处理池"里的成块水垢。由于女性尿道粗短,膀胱结石容易排出。因此,女性膀胱结石少见。相反,男性尿道细长,膀胱结石不容易排出,因此,男性膀胱结石多发,尤其是合并前列腺增生和尿道狭窄的老年男性。

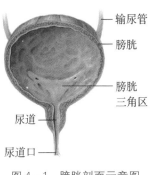

图4-1 膀胱剖面示意图

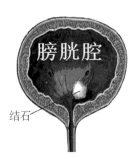

图4-2 膀胱结石

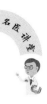

176. 膀胱结石是怎样形成的

　　膀胱结石分为原发性膀胱结石和继发性膀胱结石。原发性结石是指在膀胱内形成的结石,多由于营养不良引起,多见于贫困地区儿童。随着我国经济的不断发展,儿童膀胱结石现已呈下降趋势。继发性膀胱结石是指上尿路结石下落进入膀胱或继发于下尿路梗阻、感染、膀胱异物或神经源性膀胱等因素而形成的膀胱结石。继发性膀胱结石的病因主要包括:①前列腺增生、尿道狭窄、神经源性膀胱、瘫痪等引起排尿不畅和慢性尿潴留,尿液中的结晶、脱落上皮等沉积形成结石。②反复尿路感染、细菌、尿液结晶、坏死的尿路上皮等互相黏附形成结石。③留置导尿管、异物等,长期留置导尿管和其他进入膀胱内异物,可以吸附尿液中的结石和上皮组织形成结石。④来源于上尿路结石:肾结石或输尿管结石落入膀胱,但没有通过尿道排出,停留在膀胱并不断长大。

177. 哪些年龄段好发膀胱结石

　　婴幼儿和 50 岁以上的老年男性是膀胱结石的好发人群。营养缺乏,尤其是蛋白质摄入不足是婴幼儿原发性膀胱结石的主要原因,通过改善营养可以预防,如今在我国已很少见。良性前列腺增生引起的膀胱颈部梗阻是老年男性继发性膀胱结石的主要原因。因此,前列腺增生应及时规范治疗。

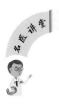

178. 膀胱结石的临床表现有哪些

　　膀胱结石的主要症状是疼痛、血尿和排尿中断,若继发尿路感染,还常伴尿频、尿急等尿路刺激症状。男性站立排尿时,如果膀胱结石移动至膀胱颈口并堵塞尿道时,排尿突然中断,伴膀胱和阴茎疼痛不适,如果通过平卧改变体位或跳跃使膀胱结石从膀胱颈口移开,尿道恢复通畅,排尿又会恢复正常,疼痛立刻缓解,这是膀胱结石的典型症状。血尿是由于结石摩擦膀胱黏膜引起黏膜出血,或继发尿路感染引起黏膜水肿充血后出血所致。

179. 为什么膀胱结石患者,要评估是否有前列腺增生、尿道狭窄等尿道梗阻疾病

　　膀胱结石多见于老年男性,女性和青少年男性患者极为少见。这是因为他们尿道通畅,没有残余尿和反复尿路感染,尿液中的结晶、细菌和脱落上皮组织可随尿液顺畅排出,不会在膀胱内沉积形成膀胱结石。而且,正常健康男性的尿道管径为 5～8 mm,女性尿道管径更粗,远超过输尿管的管径。因此,能将掉落进入膀胱的输尿管结石通过尿道顺畅排出。膀胱结石的形成多有尿道梗阻、慢性尿潴留的病理基础,前列腺增生和尿道狭窄又是引起尿道梗阻的常见原因。因此,大多数患者中,膀胱结石只是前列腺增生和尿道狭窄的表象,前列腺增生和尿道狭窄才是基础病因。为了确保疗效,最大限度地减少膀胱结石术后复发,一定要评估有无前列腺增生和尿道狭窄等梗阻性疾病,如果

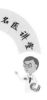

存在这些疾病,可以一并进行手术治疗,从而达到标本兼治的目的。

180. 膀胱结石与膀胱肿瘤的区别

膀胱结石与膀胱肿瘤均可引起尿频、尿急、尿痛、血尿或排尿困难等临床表现。但是,膀胱结石的典型表现是排尿中断且改变体位多可恢复排尿;而膀胱肿瘤的典型临床表现是无痛性全程肉眼血尿。超声检查是比较准确、便捷、无创及经济的检查方法。膀胱结石在超声检查下为强回声伴声影,可随体位改变而移动;膀胱肿瘤在超声检查下为等回声或偏低回声,且不随体位改变而移动。腹部 X 线平片或膀胱造影也可帮助诊断膀胱结石。如果遇到膀胱肿瘤伴钙化、纯尿酸和胱氨酸结石等复杂患者,常规的影像学检查就很难鉴别,需要进一步行膀胱尿道镜来鉴别诊断。膀胱尿道镜是鉴别膀胱结石与膀胱肿瘤的"金标准"。

181. 膀胱结石能否进行药物治疗

大多数膀胱结石会给患者带来很多痛苦和危害,因此应该及时治疗。膀胱结石的治疗要根据结石的大小、数目、有无尿道梗阻、身体状况能否耐受麻醉等因素来选择治疗方案。由于膀胱结石药物治疗的周期长、见效慢且疗效不稳定。因此,只有直径 1 cm 以下、少发、无症状、没有合并尿道狭窄的膀胱结石才可尝试药物治疗。在治疗期间,还要推荐多饮水,多运动,定期复查,如果出现疼痛不适,结石越来越大等情况,需要尽早选择膀胱镜下碎石术治疗,该方法疗效好,痛苦小。

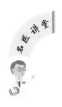

182. 膀胱结石能否进行体外震波碎石治疗

由于膀胱结石在震波碎石时会在膀胱内移动,震波能量很难聚焦在结石上,一方面结石没有获得足够的能量而被破碎,另一方面能量会震在膀胱和周围组织上,引起膀胱损伤和出血等并发症。即便体外震波能将膀胱结石震碎,由于膀胱结石患者多合并前列腺增生或尿道狭窄等尿道梗阻疾病,这些碎石也很难完全排出。随着尿道镜等微创碎石技术和设备的快速发展,膀胱结石的微创治疗非常便捷,清石彻底,痛苦小,恢复快,是临床实践中最主要的治疗方法。

183. 什么是经尿道膀胱结石碎石术

经尿道膀胱结石碎石术是目前治疗膀胱结石的主要方法。手术过程为:患者麻醉后,将膀胱镜经过尿道置入膀胱,然后利用钬激光、气压弹道或碎石钳等碎石设备将膀胱结石击碎成能

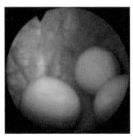
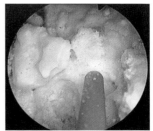

膀胱镜下的完整膀胱结石　　　膀胱镜下激光粉碎结石

图 4-3　膀胱镜下碎石术

通过膀胱镜的碎块,然后利用冲洗吸引设备将所有碎石块吸出。经尿道膀胱结石碎石术具有痛苦小、安全性高、恢复快及取石彻底等特点,很多患者术后 24 小时内可出院。临床上,绝大多数的膀胱结石都能通过经尿道膀胱结石碎石术进行治疗。

184. 哪些患者适合做膀胱切开取石术

膀胱切开取石术是在耻骨上逐层切开皮肤、皮下组织和膀胱,取出膀胱内结石,然后逐层缝合膀胱、皮下组织和皮肤。目前,膀胱镜下碎石术是治疗膀胱结石的首选治疗方法,能治疗绝大多数的膀胱结石。因此,膀胱切开取石术仅适用于需要同时处理膀胱内其他疾病的少数患者。《中国泌尿外科疾病诊断治疗指南》推荐的适应证包括:①复杂的儿童膀胱结石;②巨大膀胱结石,最大径 4 cm 以上,采用膀胱镜下碎石术需要较长的手术时间;③严重的前列腺增生或尿道狭窄者;④膀胱憩室内结石,需要同期切除膀胱憩室;⑤膀胱内围绕异物形成的大结石;⑥合并需要同时开放手术治疗的膀胱肿瘤。

185. 合并中重度前列腺增生的膀胱结石患者,如果身体条件允许,膀胱结石和前列腺增生是否应该一起进行手术治疗

膀胱结石的治疗原则是:取出结石,去除形成结石的原因。大多数患者中,膀胱结石只是前列腺增生和尿道狭窄的表象,前列腺增生和尿道狭窄才是基础病因。同时,膀胱结石也是中重度前列腺增生的手术适应证。为了最大限度地减少膀胱结石术后复发,如果身体条件允许,膀胱结石和前列腺增生应一并手术

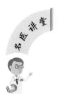

治疗，从而达标标本兼治的目的。

　　但是以下两种情况，仍建议先做膀胱结石碎石术。由于前列腺切除术可能对性功能有一定影响，因此对性功能有较高要求的年轻患者，可只做膀胱结石碎石术去除膀胱结石，前列腺增生可采用药物治疗。由于同时完成膀胱结石碎石术和前列腺切除术，会增加手术时间、术中出血量和并发症发生率。因此，身体情况较差的高龄患者往往无法同时耐受两个手术，应建议先行膀胱结石碎石术，待患者身体恢复后再行前列腺切除术。

186. 膀胱结石术后的随访复查要点有哪些

　　尿路结石都具有高复发的特点，因此膀胱结石术后仍要定期复查。根据膀胱结石的形成原因，首先要定期检查有无前列腺增生、尿道狭窄、尿路感染、膀胱异物和肾输尿管结石等。因此，每6～12个月复查一次肾、输尿管、膀胱、前列腺和残余尿 B 超，每3～6个月复查一次晨尿尿常规，特殊患者还可进一步做膀胱尿道镜和 CT 等检查。

　　膀胱结石的治疗原则之一就是去除形成结石的原因。因此，膀胱结石的预防也极为重要。如出现前列腺增生、尿道狭窄、尿路感染和膀胱异物等疾病，应及时药物或手术治疗，去除膀胱结石形成的基础原因。同时，要鼓励多饮水，均衡饮食，多运动，勤排尿，促进膀胱尿液中的沉淀物排出，避免进一步形成膀胱结石。瘫痪卧床、长期留置导尿管的患者，要多协助翻身，多饮水，定期更换导尿管。

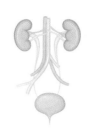

第五章
尿道结石

187. 什么是尿道结石

　　尿道结石的命名源于它的发病部位位于尿道,故取名尿道结石,临床可分为原发性尿道结石和继发性尿道结石两类,原发性尿道结石比较少见。绝大部分尿道结石属于继发性尿道结石,是来源于肾盏、肾盂、输尿管或者膀胱的结石在向体外排出的过程中,嵌顿于尿道而形成。男性尿道细长,长 15～18 cm,各部位的直径稍有不同,平均约为 8 mm,起自膀胱的尿道内口,止于尿道外口,有尿道内口、膜部和尿道外口三个生理狭窄,舟状窝、球部和前列腺部三个膨大,和耻骨下弯和耻骨前弯两个生理弯曲,上尿路结石和膀胱结石通过尿道排出时,容易受阻停留于膜部尿道和尿道外口这两个狭窄处,故男性尿道结石多见。男性阴茎部的尿道结石可触及尿道内异物感,并伴有挤压痛。根据结石所在的位置,男性尿道结石可分为前尿道结石和后尿道结石,前尿道结石更为多见。女性尿道短、粗且直,长仅 2.5～5 cm,平均为 3.5 cm,直径为 8～10 mm,易于扩张,可达 10～13 mm,没有弯曲,起于尿道内口,经阴道前方,开口于阴道前

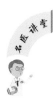
庭。女性较少发生尿道结石,且以尿道憩室结石常见。女性尿道憩室结石主要表现为下尿路感染症状,有尿频、尿急、尿痛、血尿、尿道排脓和性交痛等症状。

188. 尿道结石是怎样形成的

临床上,将尿道结石分为原发性尿道结石和继发性尿道结石两类。原发性尿道结石是指结石在尿道正常或异常解剖腔道中产生并逐渐增大,多源于尿道狭窄、尿道憩室、尿道黏膜损伤及尿道异物等病理改变,尿液中的结石形成物在局部聚集增加,逐步形成结石。继发性尿道结石,顾名思义,结石并不形成于尿道,而来源于肾结石、输尿管结石或膀胱结石。继发性尿道结石以男性多见,这是因为男性尿道细,常有弯曲,有尿道内口、膜部和尿道外口三个生理狭窄,这也是结石不容易通过、受阻停留的部位。由于尿道外口最为狭窄,结石最不容易通过,所以前尿道结石更为多见。

189. 尿道结石的临床表现有哪些

尿路结石的临床表现包括:①排尿困难。尿道结石嵌顿于尿道任何部位都可引起排尿困难、尿线变细、排尿滴沥、排尿中断等症状,结石完全梗阻尿道则表现尿液完全排不出,称为急性尿潴留;②疼痛。排尿时,会阴、阴囊和阴茎有明显的胀痛,可向阴茎头部放射。若合并尿路感染,局部疼痛会进一步加剧,并可伴有尿道口脓性分泌物流出。如结石磨破尿道黏膜,可伴有尿道口滴血或血尿;③尿道异物感。男性阴茎部尿道结石可体检

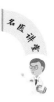

触及尿道异物感,尿道外口结石通过掰开尿道口观察到结石的露出部分。④尿道憩室结石。男女皆可发病。女性尿道憩室结石主要表现为下尿路感染症状,有尿频、尿急、尿痛、血尿、尿道排脓和性交痛等症状;男性尿道憩室结石除尿道有分泌物及尿痛外,在阴茎下方还可出现一逐渐增大且较硬的肿物,有明显压痛但无排尿梗阻症状。有的患者可摸到随排尿而充大的囊状憩室。

190. 尿道结石能否进行药物治疗和体外震波碎石治疗

尿道结石会引起排尿困难和疼痛不适等急症表现,多需要急诊手术或留置导尿管等以解除梗阻,恢复排尿和缓解疼痛。由于药物治疗的周期很长,因此很难通过药物治疗促进尿道结石的排出。尿路结石的药物治疗只是针对尿道结石的感染和血尿等并发症,以及针对其可能来源的对肾、输尿管、膀胱结石的治疗。

体外震波碎石具有便宜、便捷等优点,主要适用于对肾和输尿管上段中小结石的治疗。由于尿道周围有骨盆遮挡,阴茎随意活动,影响结石的震波定位,且容易损伤海绵体、睾丸等重要脏器。因此,国内外临床诊疗指南均不推荐尿道结石行体外震波碎石治疗。尿道结石多属于急症,多需急诊处理。目前,尿道膀胱镜技术具有创伤小、恢复快、安全性高及清石率高等优点,并可同时处理膀胱结石等疾病,是尿道结石的首选治疗方法。

191. 尿道结石引起尿闭,应如何急诊处理

尿道结石引起的尿闭,医学上称为尿潴留,是由于尿道结石

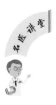
完全堵塞尿道,膀胱尿液完全不能通过尿道排出体外,引起膀胱过度充盈。主要表现为尿液不能排出、下腹胀痛。对于尿道结石引起的急性尿闭,属于急症,需要急诊处理,否则会引起膀胱过度充盈导致肾积水、急性肾功能衰竭、血尿、膀胱破裂等危害。如果结石位于尿道外口,可向尿道内注入无菌液状石蜡和利多卡因,然后将结石推挤出尿道口,或者用血管钳子经尿道口伸入将结石取出,恢复尿道通畅和正常排尿。如果结石在后尿道,可尝试用尿道探条或导尿管将结石轻轻地推入膀胱;如果结石推入膀胱失败,可选择行膀胱穿刺造瘘引流尿液。如果患者身体条件和医疗条件允许,经手术和麻醉准备后,也可急诊行尿道结石碎石术。

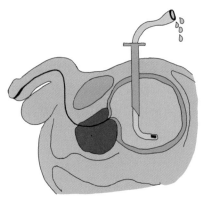

图 5-1　膀胱穿刺造瘘

192. 尿道结石应如何治疗

　　体积较小的尿道结石,没有排尿困难和疼痛等不适,一般可

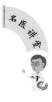

自行排出，多喝水勤排尿即可。对于嵌顿性的尿道结石，会引起排尿困难和疼痛等诸多不适症状，一般以手术治疗为主，不推荐药物治疗和体外震波碎石。尿道结石的治疗方式需根据结石的大小、形状、位置、有无尿道狭窄、有无疼痛和排尿困难等因素综合考虑。如果尿道结石引起急性尿潴留，需要立刻处理，解除梗阻，通畅排尿。具体治疗方法可参见"急诊处理"。

193. 尿道结石术后的随访复查要点有哪些

尿道结石术后的复查随访包括两个方面。首先是尿道膀胱镜碎石治疗的疗效和并发症复查。术后短期常伴有尿路感染，可酌情服用抗生素，并根据尿常规和中段尿培养结果及时调整和停用。需要注意有无结石残留和尿道狭窄等并发症，可定期复查 B 超和尿流率，如出现尿道狭窄，需要及时行尿道狭窄扩张等对症处理。其次是尿道结石复发的预防，绝大多数尿道结石继发来源于肾、输尿管和膀胱结石。因此，要定期复查 B 超等以了解肾、输尿管和膀胱有无结石以及结石的大小和位置等情况，并及时给予积极有效的治疗，以最大限度地减少继发性尿道结石的来源。对于尿道憩室结石等原发性尿道结石，更要定期复查和积极治疗尿道憩室、尿道狭窄和尿道异物等原发性因素，以最大限度地减少原发性尿道结石的复发。

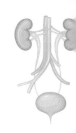

第六章
尿路结石的预防

是否每位结石患者均应进行结石成分分析

尿路结石的形成原因十分复杂,包括钙、草酸盐、尿酸、磷酸盐和胱氨酸等促结石形成因素,也包括镁、枸橼酸盐、铜、锌、焦磷酸盐和氨基酸等抑制结石形成因素。这些物质与人体代谢密切相关,并促进尿路结石的生成和溶解。精准的结石成分分析有助于探讨结石形成的病因,为溶石疗法提供依据,并精准地预防结石的复发。此外,结石成分分析还有助于缩小结石代谢评估的范围。

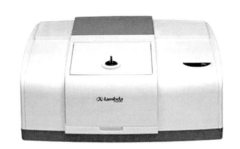

图6-1 结石成分分析仪

国内外诊疗指南推荐,所有初发结石患者均应行结石成分分析,无论是自然排出、经手术取出还是碎石后排出的结石标本都应进行成分分析。结石的主要成分见图6-2。

结石的主要成分

钙结石		非钙结石	
结石类型	晶体成分	结石类型	晶体成分
草酸钙类	一水草酸钙	感染石	六水磷酸铵镁
	二水草酸钙	尿酸类	无水尿酸
	三水草酸钙		二水尿酸
磷酸钙类	羟基磷灰石		尿酸铵
	碳酸磷灰石		一水尿酸钠
	磷酸三钙	胱氨酸	L—胱氨酸
	磷酸八钙	其他	黄嘌呤
	无定形磷酸钙		二羟腺嘌呤
	二水磷酸氢钙		二氧化硅

图6-2 结石的主要成分

195. 哪些情况下需要再次做结石成分分析

尿路结石是一种常见病和多发病,如未采取有效的结石预防治疗,终身复发率接近100%,因此制订准确的结石预防措施对减少结石复发极为重要。结石成分分析又称为结石的病理报告,具有重要的临床价值,可以帮助对结石患者进行病因分析、诊断治疗和预防复发。不仅结石初发患者需要行结石成分分析,如果出现以下情况之一,也需重复进行结石成分分析:①防治结石药物治疗后仍复发的结石;②经介入治疗完全清除结石后早期复发的结石;③较长时间未长结石后复发的结石。这些

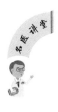

情况提示,患者的结石成分可能发生改变,结石的形成原因可能发生变化,需要重新分析评估,重新制订治疗方案和复发预防措施。

196. 尿路结石患者是否需要定期复查尿常规

尿常规与血常规和粪常规是医学检验的"三大常规"项目,包括尿液颜色、酸碱度(pH)、尿比重、尿胆原、隐血、白细胞(WBC)、尿蛋白、尿糖、胆红素、酮体、尿红细胞(RBC)、亚硝酸盐、上皮细胞及结晶等指标。尿常规能直接反应泌尿系统相关疾病,对糖尿病、血液病、心脑血管疾病也有重要的临床意义。由于尿路结石的形成与尿路感染、糖尿病、尿液浓缩和代谢异常等密切相关。这些患者的尿常规可表现尿比重增高、尿白细胞增高、尿亚硝酸盐阳性、尿糖阳性和尿结晶增多。尿常规可帮助分析尿路结石的形成原因。由于尿路结石对尿道黏膜的摩擦,会引起镜下或肉眼血尿,表现尿色发红,尿常规隐血阳性、尿红细胞计数增高,可以辅助诊断尿路结石。对于很多结石的治疗和预防,尿常规也具有重要的临床价值和指导意义。比如,胱氨酸结石、尿酸结石的溶石治疗和预防需要碱化尿液,而感染性结石需要酸化尿液,都需要参考尿液 pH 值;结石预防要多饮水,要参考尿比重。因此,尿常规在尿路结石的病因分析、诊断、治疗和预防方面都有重要意义。

而且尿常规检查取样简单,出报告速度快,价格低廉,非常适合门诊筛查、随访等评估。但是,为确保准确的化验结果,留取一份合格的尿样标本十分重要。留取尿液标本需要注意以下几点:①采用医院提供的清洁容器,普通饮料瓶会有细菌、糖分

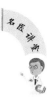

和电解质等污染;②女性应避开月经期,检查前一天清洁会阴部,防止阴道分泌物混入;③收集留取排尿中间的一段尿液;④留取新鲜尿液,超过 30 min 会影响化验结果;⑤虽然可采取任何时间点的尿液化验,但早晨空腹的尿液最为浓缩、干扰因素最少,最能反应机体代谢的真实情况,是各项化验指标最为准确的时间点。

197. 尿路结石患者为什么要多喝水

部分尿路结石有明确的原因,如甲状旁腺功能亢进、肾小管酸中毒、海绵肾、痛风、异物、长期卧床、梗阻和感染等,但大多数尿路结石的形成原因则十分复杂,但也遵循尿液过饱和—晶核形成—晶体生长—晶体聚集—晶体滞留—结石形成的基本过程。在临床实际工作中,改变患者的代谢异常、控制患者的尿路感染和解除患者尿路梗阻畸形其实是非常困难的。最简便易行、且行之有效的措施,就是降低尿液中草酸盐、钙、尿酸及钠等成石物质的饱和度,减少晶体生长和聚集,同时避免晶体的滞留。人体每天代谢产生的成石物质是相对稳定的,大量饮水就会增加尿量,从而稀释尿液中的成石物质,降低尿液中成石物质的饱和度,减少晶体的生长和聚集,同时大量尿液的物理冲洗作用,可以促进已生成晶体的排出,从而抑制结石的生长和促进细小结石的排出。

推荐每天的液体摄入量在 2.5 L 以上,使每天的尿量保持在 2.0 L 以上,从而降低尿路结石成分的过饱和状态,预防结石的复发。生活在干旱和炎热地区、参加运动和出汗多的人更应该多摄入液体以保持足够的尿量。推荐结石患者在家中测量尿

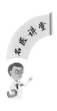

比重,尿比重以低于 1.01 为宜,以便达到维持可靠的尿液稀释度。在某些特殊的时段如夜间,两餐之间或体液丢失过多时,尿液呈一过性饱和状态,也有助于结石的形成。在此期间也应尽量增加液体的摄入。关于液体的种类,一般认为以草酸含量少的非奶制品液体为宜。应尽量避免过多饮用咖啡、红茶、葡萄汁、苹果汁及可乐等饮料。推荐多喝橙汁、酸果蔓汁和柠檬水。

198. 喝饮料和啤酒能否代替喝水

首先,答案是否定的,喝饮料和啤酒不能代替喝水来预防尿路结石。

虽然啤酒和饮料本身含有大量的水分,饮用时会增加尿量,稀释尿液中的成石物质浓度,可减少晶体的生成和聚集,并有助于细小结石的排出。但是,啤酒中含有较多量的嘌呤。嘌呤在体内代谢生成尿酸并随尿液排出,增加了尿液中尿酸的含量,容易导致产生尿酸结石。因此,高尿酸血症患者应避免饮用啤酒。为了增加口感、防腐和调色,各种饮料均会添加糖、酸性物质、氨基酸、无机盐、食用色素和防腐剂等,高糖、高盐、高蛋白饮食会增加尿液中草酸盐和尿钙的排泄,食用色素和防腐剂也容易通过肾脏代谢进入尿液,过饱和后在尿液中形成各种晶体,与草酸盐、钙离子及钠离子结合,形成结晶并聚集,最终生成结石。撇开大量饮用啤酒和饮料的其他危害不说,单从预防结石的角度,大量饮用啤酒和饮料容易产生尿路结石。因此,对于尿路结石患者来说应避免饮用啤酒和饮料。

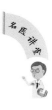

199. 尿路结石患者能否喝牛奶和补钙

牛奶含有丰富的蛋白质、脂肪、维生素和矿物质等营养物质，乳蛋白中含有人体所必需的氨基酸；乳脂肪多为短链和中链脂肪酸，极易被人体吸收；钾、磷、钙等矿物质配比合理，易于被人体吸收。牛奶中所含的营养素比较全面，营养价值很高且易于消化吸收，最适合于患者、幼儿、老人食用，是人们重要的膳食营养来源之一。

牛奶对于人体健康非常重要，且含有丰富的易于吸收的优质钙，那我们正常饮用牛奶是否会增加尿路结石的发病率？尿路结石患者是否可以安全饮用牛奶呢？相关研究证实，每日饮食中钙的含量低于 800 mg（20 mmol）就会引起体内负钙平衡，导致血钙低，引起抽搐、骨质疏松等病症，影响青少年发育，降低机体免疫力，诱发内分泌系统、泌尿系统、呼吸系统、心血管系统和神经系统等诸多疾病。所以，身体健康有赖于充足的钙摄入量。低钙饮食虽然能够降低尿钙的排泄，但是可能会增加尿液中草酸的排泄，促进草酸盐结石的生成。国内外研究数据表明，摄入正常钙质含量的饮食、限制动物蛋白和钠盐的摄入比传统的低钙饮食具有更好的预防结石复发的作用。正常范围或者适当程度的高钙饮食对于预防草酸钙结石的复发具有临床治疗的价值。但是，饮食以外的药物性补钙对结石预防可能是不利的。世界卫生组织（WHO）推荐成人每天钙的摄入量为 800～1000 mg（20～25 mmol），推荐多食用乳制品（牛奶、干酪、酸乳酪等）、豆腐，小鱼等食品。低钙饮食仅适用于吸收性高钙尿症患者，其他类型的草酸钙结石患者不推荐低钙饮食，甚至肠源性

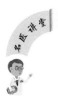

高草酸尿症患者应适量补钙。因此,无论健康人群还是尿路结石患者,正常喝牛奶和进食含钙食品并不会增加尿路结石的罹患风险,但是药物性补钙可能会增加罹患尿路结石的风险。

200. 尿路结石患者为什么要少吃含草酸多的食物

草酸钙结石是尿路结石中最为常见的一种,占尿路结石的80％以上。草酸钙结石形成的最大原因是尿液中草酸盐积存过多。正常情况下,体内代谢和食物摄取是草酸盐产生的两个主要途径,其中肝内合成和维生素代谢产生的草酸大约占80％,20％是来自食物中的草酸,肠道内的草酸能和钙离子结合,形成能随粪便排出体外的不溶性草酸钙,而在钙摄入不足的情况下,肠道内未被结合的游离草酸会被吸收,在尿液中草酸和尿钙结合,从而导致不溶性草酸钙结晶的形成和沉淀,研究发现草酸盐在肠道中吸收的多少,会决定尿液中草酸盐的含量变化。

因此,减少体内和尿液中草酸含量最简便和行之有效的措施就是减少草酸食物的摄入和避免钙摄入不足。草酸钙结石患者尤其是高草酸尿症患者,应避免大量摄入菠菜、豆类、葡萄、可可、茶叶、杏仁、欧芹和巧克力等富含草酸的食物。其中菠菜中草酸的含量是最高的,草酸钙结石患者更应该注意忌食菠菜。

201. 尿路结石患者适合饮茶吗

茶文化在我国历史悠久、博大精深,茶叶含有多种对机体有

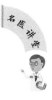

益的氨基酸、矿物质等,适量饮茶对身体也是有益的。饮茶具有明显的利尿效应,这并不是由于摄入大量水分而引起的排尿量增加。科学家曾用少量的绿茶提取液注射到家兔的耳静脉中,结果发现家兔排尿量明显增加。长期工作后,人体内会蓄积大量乳酸,会使肌肉感觉酸痛、疲劳。由于茶叶的利尿作用,可帮助血液中的乳酸快速得以清除,因此饮茶有提神醒脑的作用。我国也是世界茶叶的主产地,我国很多人都有饮茶习惯,然而饮茶也不是适合所有的人。

尿路结石患者就诊时,医师一般都会告知要多饮水,以帮助小结石排出和预防结石复发。然而有相当多的患者不是喝白开水,而是喝茶水,认为茶水和白开水是完全不一样的,其较好的利尿作用可以更好地帮助排石。尿路结石根据晶体成分分类,有超过 80% 为草酸钙结石,从饮食中吸收的草酸与钙质的含量是影响尿路中草酸钙形成的重要因素。尿路结石患者除了大量饮水以减少草酸钙在尿路中结晶的机会外,也要避免摄取含草酸的食物,以预防结石再生或长大。茶叶中的草酸含量较大。因此,患者应该少喝茶,多喝白开水,尤其不能喝浓茶。

202. 尿路结石患者为什么要少吃盐

正常人每天食盐需要量在 5 克左右,过多摄入以后几乎全部被消化道吸收,过量摄入的钠通过肾脏排泄进入尿液,尿钠的排泄增加同时会增加尿钙的排泄,增加尿液胱氨酸的排泄,减少尿液枸橼酸的排泄,从而促进含钙结石和胱氨酸结石的形成。临床研究也证实,食盐摄入过多与尿路结石的形成风险呈正

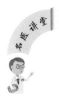

相关。

高钠饮食不仅会增加高血压、心脑血管疾病的发病风险,还会增加尿钙的排泄,增加草酸钙结石形成的风险。WHO 推荐每天氯化钠(食盐)的摄入量应少于 5 g,我国居民目前日均食盐摄入量是推荐量的 2 倍,用生理盐水替代白开水作为日常饮用水那就更是不合理的了。

203. 尿路结石患者为什么要控制体重

体内代谢异常、尿路梗阻和尿路感染是尿路结石形成的三大主要原因。代谢异常会引起尿中的结石抑制剂减少、尿中的结石基质物质和促进剂增多、尿液过饱和。近年来,流行病学研究发现,西方国家中肥胖及体重超重人群中尿路结石的发病率明显升高,这些人群常常合并有高血压、糖尿病、高脂血症及高尿酸血症等代谢性疾病,高盐、高糖、高脂及高尿酸都会增加尿液中钙、草酸盐及尿酸等结石物质的含量,增加罹患尿路结石的风险。

因此,尿路结石患者应控制体重,纠正机体的代谢紊乱,减少糖类和高脂肪、高蛋白食物的摄入,多食用粗粮、高纤维食物、蔬菜和水果等,控制摄入食物的总热量;减少高嘌呤、高草酸食物的摄入,多运动,多饮水,作息规律,逐渐恢复机体的代谢平衡。因此,控制体重,不仅可以减少脂肪肝、糖尿病、退化性关节病变、痛风、高血脂、高血压、心脏病、呼吸睡眠暂停综合征、心脑血管疾病等一系列严重疾病的发生,还可以降低罹患尿路结石的风险。

204. 尿路结石患者为什么要少吃高蛋白食物

蛋白质是组成人体一切细胞、组织的重要成分,蛋白质占人体全部重量的 16％～20％,最重要的还是与生命现象密切有关。蛋白质是生命的物质基础,没有蛋白质就没有生命。人体内蛋白质的种类很多,性质、功能各异,但都是由 20 多种氨基酸按不同比例组合而成的,并在体内不断进行代谢与更新。

食入的蛋白质在体内经过消化被水解成氨基酸被人体吸收后,合成人体所需蛋白质,同时新的蛋白质又在不断代谢与分解,时刻处于动态平衡中。因此,食物蛋白质的质和量、各种氨基酸的比例,关系到人体蛋白质合成的量,尤其是青少年的生长发育、孕产妇的优生优育、老年人的健康长寿,都与膳食中蛋白质的量有着密切的关系。蛋白质又分为完全蛋白质和不完全蛋白质。富含必需氨基酸,品质优良的蛋白质统称为完全蛋白质,如奶、蛋、鱼、肉类等属于完全蛋白质,植物中的大豆也含有完全蛋白质。缺乏必需氨基酸或者必需氨基酸含量很少的蛋白质称为不完全蛋白质,如谷类、麦类、玉米所含的蛋白质和动物皮骨中的明胶等。

因此,保证足够的蛋白质摄入对于生长发育、身体健康和机体免疫至关重要。然后,是不是蛋白质食物摄入越多越好呢?蛋白质如果摄取过量的话也会在体内转化成脂肪和胆固醇,造成脂肪堆积。脂肪使血液的酸性提高,会消耗大量的钙质,加速骨骼中钙质的丢失,易产生骨质疏松。代谢分解蛋白质时还会产生大量的含氮物质,增加肾脏的负担。因此,再好的东西也不能多吃,否则适得其反。

此外,高蛋白质饮食引起尿钙和尿草酸盐排泄增多,同时使

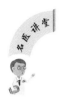

尿的枸橼酸排泄减少,并降低尿液的 pH 值,是诱发草酸钙结石形成的重要危险因素之一。避免过量摄入动物蛋白质,每天动物蛋白质的摄入量应该限制在 150 g 以内。其中,复发性结石患者每天蛋白质的摄入量不应该超过 80 g。

205. 尿路结石患者为什么要少吃高嘌呤食物

嘌呤,是身体内存在的一种物质,主要以嘌呤核苷酸的形式存在,在能量供应、代谢调节及组成辅酶等方面起着十分重要的作用。嘌呤核苷酸在核苷酸酶、黄嘌呤氧化酶等的作用下最终分解代谢成尿酸,随尿排出体外。体内尿酸是不断地生成和排泄的,因此它在血液中维持一定的浓度。如果嘌呤代谢异常,过多形成的尿酸就会形成结晶,尿酸盐晶体可沉积于关节、软组织、软骨及肾等处,导致关节炎、尿路结石及肾脏疾病等。从富含嘌呤的食物中分解而来的尿酸叫作外源性尿酸,约占人体内尿酸总量的 20%,而从氨基酸、核酸分解而来的尿酸叫作内源性尿酸,约占人体内尿酸总量的 80%。

因此,伴有高尿酸尿症的尿路结石患者应避免高嘌呤饮食,推荐每天食物中嘌呤的摄入量少于 500 mg。常见富含嘌呤的食物有动物的内脏(肝脏、肾脏),家禽皮,带皮的鲱鱼,沙丁鱼和凤尾鱼等。

206. 尿路结石患者为什么要多吃蔬菜水果和粗纤维食物

蔬菜、水果含水量多,摄入后可以稀释尿液中的结石危险因

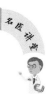

子,如尿钠、尿钙等,同时增加尿枸橼酸的浓度,尿枸橼酸盐能有效预防含钙结石复发。研究发现,摄入含有大量枸橼酸的水果(如柑橘、葡萄柚、山莓及菠萝等)和蔬菜可以辅助治疗低枸橼酸尿路结石。对8名正常人和3名低枸橼酸尿患者口服柑橘汁后发现,在饮用期间11人的尿枸橼酸平均从2.9mmol/d增加至4.9mmol/d;同饮用矿泉水相比,在喝了含有柚子汁的软饮料后,尿枸橼酸和镁的排泄分别由(2.34±0.78)mmol/d和(1.0±0.7)mmol/d增加到(3.22±1.2)mmol/d和(2.9±1.5)mmol/d,从而达到了预期效果。因此,低枸橼酸尿症患者可以通过增加水果和蔬菜的摄入来预防结石复发,特别是柑橘类水果。但有些草酸含量高的蔬菜水果应避免过多食用,如菠菜、苋菜等。

增加摄入粗粮及纤维素饮食如米麸等,可以减少尿钙的排泄,降低多种含钙尿路结石的复发率。但也要注意,某些纤维素食物如麦麸等富含草酸,因此草酸钙结石患者应避免过多食用。

207. 为什么说碱性枸橼酸盐可预防大多数尿路结石

碱性枸橼酸盐能够增加尿枸橼酸的排泄,降低尿液中草酸钙、磷酸钙和尿酸盐的过饱和度,提高对结晶聚集和生长的抑制能力,能有效溶解尿酸结石,并能有效地减少含钙结石的复发。

临床上,碱性枸橼酸盐包括枸橼酸氢钾钠、枸橼酸钾、枸橼酸钠、枸橼酸钾钠和枸橼酸钾镁等制剂。枸橼酸钾和枸橼酸钠都具有良好的治疗效果,但是,钠盐能够促进尿钙排泄,单纯应用枸橼酸钠盐时,降低尿钙的作用有所减弱。临床研究也表明

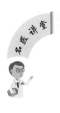

枸橼酸钾盐的碱化尿液效果比钠盐好,而且,钾离子不会增加尿钙的排泄。因此,枸橼酸钾预防结石复发的作用比枸橼酸钠强。碱性枸橼酸盐的主要不良反应是腹泻,部分患者服用后依从性较差。新型的枸橼酸氢钾钠具有便于服用、口感较好等优点,患者依从性较高。

尽管碱性枸橼酸盐最适用于伴低枸橼酸尿症的结石患者,但是,目前认为其适应证可以扩大至所有类型的含钙结石患者。枸橼酸氢钾钠颗粒的常用服用方法,早晨和中午各一袋(2.5 g),晚上两袋(5 g)。由于在深夜至黎明时尿液的浓缩度最高,尿pH值降低。因此,晚上服用枸橼酸盐更有效,这也是晚上为什么需要服用两袋的原因。

208. 噻嗪类利尿剂能否预防结石复发

噻嗪类利尿药(如苯氟噻、三氯噻唑、氢氯噻嗪和吲达帕胺等)可以降低患者的尿钙水平,降低尿液中草酸盐的排泄水平,抑制钙的肠道吸收。另外,噻嗪类药物可以抑制骨质吸收,增加骨细胞的更新,防止伴有高钙尿症患者发生骨质疏松的风险。因此,噻嗪类利尿剂的主要作用是减轻高钙尿症,适用于伴高钙尿症的含钙结石患者。常用剂量为氢氯噻嗪(双氢克尿塞)25 mg,每天2次。

噻嗪类利尿剂的主要不良反应是低钾血症和低枸橼酸尿症,与枸橼酸钾一起服用可以减轻不良反应,并可以增强预防结石复发的作用。部分患者长期应用后可能会出现低血压、疲倦和勃起功能障碍,应注意监测血钾、血镁等电解质水平,必要时可以调整用药。

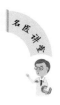

209. 小苏打能否预防尿酸结石形成

预防尿酸结石的关键在于增加尿量、提高尿液的 pH 值和减少尿酸的形成和排泄三个环节。小苏打片即碳酸氢钠片，可用来碱化尿液，推荐剂量是每天 3 次，每次 1.0 g，使尿液的 pH 值维持在 6.5～6.8。小苏打片碱化尿液的作用弱于枸橼酸盐，因此小苏打片对尿酸结石的预防作用也小于枸橼酸盐。

小苏打片携带方便、价格低廉，但长期口服可引起上腹部胀痛、嗳气，可增加尿钠排出。高血压及心脏病患者如长期服用，可因钠潴留而加重病情，故不推荐长期使用。

210. 别嘌呤醇能否预防尿酸结石形成

别嘌呤醇，又称别嘌醇，可以减少尿酸盐的产生，降低血清尿酸盐的浓度，减少尿液中尿酸盐的排泄。此外，别嘌呤醇还可以减少尿液中草酸盐的排泄。

推荐别嘌呤醇用于尿酸结石和伴有高尿酸尿症的草酸钙结石的预防。别嘌呤醇的常用方法为每天 3 次，每次 100 mg；或者每天 1 次，每次 300 mg。

211. 哪些食物多吃容易生尿酸结石

尿酸结石患者，伴高尿酸尿症的草酸钙结石患者应避免高嘌呤饮食，推荐每天食物中嘌呤摄入量少于 500 mg。

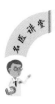

表 6-1　常见含嘌呤类食物一览表

| 低嘌呤食物 | 每 100 克食物中含嘌呤小于 25 mg | (1) 主食类：精制米面及其制品(面包、糕点、饼干等)，各种淀粉，高粱，马铃薯，山芋，通心粉等
(2) 奶蛋类：奶类及其制品(鲜奶、奶酪、酸奶、奶粉等)，蛋类及其制品(鸡蛋、鸭蛋、鹌鹑蛋等)
(3) 蔬菜类：青菜类(鸡毛菜、白菜、卷心菜、莴笋、苋菜、芹菜、韭菜、韭黄、番茄、茄子)，瓜类(黄瓜、冬瓜、南瓜、倭瓜、苦瓜、西葫芦等)，萝卜(白萝卜、胡萝卜等)，土豆，芋艿，甘薯，荸荠，甘蓝，橄榄菜，柿子椒，辣椒，洋葱，蒜苗，蒜头，葱，姜，木耳等
(4) 水果类：各种鲜果及干果，果汁，果酱等
(5) 饮料：淡茶、碳酸饮料(苏打水、汽水、可乐等)，矿泉水，咖啡，麦乳精，巧克力，果冻等
(6) 其他：各种油脂和糖类(本身虽不含嘌呤，但是应当适当选用)，蜂蜜，猪血，鸡血，鸭血，海蜇，动物胶或琼脂制的点心及其调味品 |
| 中嘌呤食物 | 每 100 克食物中含嘌呤 25～150 mg | (1) 畜禽肉类：猪、牛、羊、狗等畜肉，鸡、鸭、鹅、鹌鹑等禽肉
(2) 水产品：鱼类(草鱼、鲤鱼、鳕鱼、比目鱼、鲈鱼、河鳗等及其制品等)，蟹，香螺
(3) 豆类及其制品：干豆类(绿豆、赤豆、黑豆、蚕豆等)，豆制品(豆腐、豆腐干、腐乳、豆奶、豆浆、豆芽、豆苗等)
(4) 蔬菜类：菠菜，笋(冬笋、笋干等)，芦笋，鲜豆类(四季豆、毛豆、蚕豆、豇豆、豌豆等)，海带，金针菜，银耳，花菜，龙须菜，蘑菇等
(5) 其他：花生，腰果，芝麻，莲子，杏仁等 |

（续表）

高嘌呤食物	每100克食物中含嘌呤150～1000mg	（1）动物内脏和汤汁：肝、肠、胃、胰等动物内脏及由其所制的浓汤汁 （2）水产品：鱼类（带鱼、鲳鱼、凤尾鱼、海鳗、沙丁鱼、鲭鱼、鲨鱼等海鱼及鱼皮、鱼卵、鱼干等），贝壳类（蛤蜊、淡菜、干贝等），虾类（海虾、虾米、海参等） （3）豆类和菌藻类：黄豆、扁豆、紫菜、香菇等 （4）其他：酵母粉，各种酒类（尤其是啤酒）等

212. 感染性结石患者是否需要长期口服抗生素

《中国泌尿外科疾病诊断治疗指南》推荐根据药物敏感实验使用抗生素治疗感染。强调抗感染治疗需要足够的用药疗程。在抗生素治疗的起始阶段，抗生素的剂量相对较大（治疗量），通过1～2周的治疗，使尿液达到无菌状态（中段尿培养阴性），之

医院微生物报告单

姓 名：		科 别：肿瘤二病区		标本种类：尿		样本编号：12030712
性 别：女		床 号：15		检验目的：尿培养及鉴定加药		
年 龄：48岁		病案号： 0605005		送检医生：		

药敏试验结果：鲍曼不动杆菌复合群

抗生素名称	MIC	敏感度	抗生素名称	MIC	敏感度
诺氟沙星		S	奈替米星		S
头孢尼西		R	头孢唑啉	>=64	R
环丙沙星	<=0.25	S	头孢吡肟	2	R
氨苄西林	16	I	头孢唑啶/先锋美他酯		R
头孢替坦	>=64	R	头孢曲松	16	I
亚胺培南	<=1	S	庆大霉素	<=1	S
妥布霉素	<=1	S	复方新诺明	<=20	S
氨苄西林/舒巴坦	<=2	S	头孢克肟		R
阿米卡星	<=2	S	左氧氟沙星	<=0.25	S
哌拉西林/他唑巴坦	<=4	S	头孢他啶(CAZ)	4	R
氨曲南	16	I	呋喃妥因	>=512	R
头孢克洛		R			

图6-3 中段尿和药敏实验报告样单

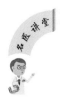

后可将药物剂量减半（维持量）并维持 3 个月。需要注意的是，感染性结石患者应该每月做中段尿培养，如又发现细菌或者患者有尿路感染症状，应该根据药敏实验结果将药物恢复至治疗量，以便更好地控制感染。

因此，感染性结石患者不需要长期口服抗生素，但是要根据中段尿培养和药敏实验结果选择使用敏感抗生素，治疗疗程要足够，并定期复查中段尿培养。

213. 感染性结石是否需要酸化尿液

感染性结石主要由磷酸铵镁和碳酸磷灰石组成，尿液酸化可增加磷酸铵镁和碳酸磷灰石的溶解度，若尿液 pH<6.5 时，结晶将不再形成并开始溶解。目前，常用酸化尿液的方法为：口服氯化铵，每天 2～3 次，每次 1 g；或甲硫氨酸（蛋氨酸），每天 2～3 次，每次 500 mg，使尿液 pH 值保持于 5.8～6.2。氯化铵进入体内，部分铵离子迅速由肝脏代谢形成尿素，由尿排出，氯离子与氢结合成盐酸，使尿液酸化。蛋氨酸代谢后，以硫酸盐形式分泌入尿液中，使尿液酸化。尿液酸化可提高某些抗生素如青霉素类的抗菌效果。由于感染性结石的细菌可分解尿素产生氨，使尿液中氨排泄增加，从而降低了氯化铵的酸化作用。因此，使用敏感抗生素杀死感染性结石的细菌后，再酸化尿液，对感染性结石的治疗和预防效果更佳。任何病因引起的代谢性酸中毒和肾功能不全患者，禁止服用氯化铵酸化尿液。

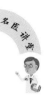

214. 感染性结石患者是否需要口服脲酶抑制剂

虽然感染性结石的成因比较复杂,但亦遵循尿过饱和—晶核形成—晶体生长—晶体聚集—晶体滞留—结石形成的基本过程。感染性结石形成的先决条件是解脲酶微生物引起的持续性尿路感染,必要条件是解脲酶微生物产生的脲酶对尿中尿素的分解。脲酶将尿素分解成氨和二氧化碳,尿液 pH 值维持在 7.2～8.0,不断形成结石结晶。单纯磷灰石结晶大多数在菌体内形成,细菌解体形成的微石作为结石核心并继续增大,晶体快速聚集并形成结石。菌体外生长的结晶形成磷酸盐覆盖物,封闭于结石内的细菌则成为感染复发的源头。

因此,抑制脲酶活性能阻止感染性结石生长或防止新结石形成,但不能去除已生长的结石。乙酰羟肟酸是脲酶抑制剂中研究最多的一种,它能阻止尿素分解,降低尿液 pH 值,并能增强抗生素的抗菌作用,预防感染性结石的形成和复发。它与抗生素联合应用,可提高疗效。在取石术后或体外震波碎石术后立即用脲酶抑制剂,有助于溶解残留的结石碎屑,并减少抗生素的用量。

乙酰羟肟酸的常用方法为每天 2 次,每次 250 mg,持续 4 周。如果患者能耐受,可将剂量增加至每天 3 次,每次 250 mg。

215. 尿路结石患者为什么要多运动

运动对尿路结石的益处包括以下几个方面:

(1) 促进细小结石的排出:规律运动可促进直径 6 mm 以

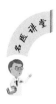
下肾结石和输尿管结石的自行排出概率。推荐的运动方式包括原地跳跃、慢跑及打篮球等。

（2）运动可促进骨钙的吸收和沉积，降低血钙和尿钙浓度，减少含钙结石的生成。

（3）代谢异常是结石发生的重要原因之一，规律运动可促进机体代谢，减少肥胖、高血压、糖尿病、骨质疏松及高钙血症等代谢异常疾病的发生，从而预防结石复发。

值得注意的是，运动会增加出汗量，因此运动前后要多饮水，避免尿液浓缩，否则可能适得其反。

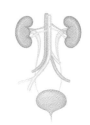

参考文献

［1］黄健,王建业,孔垂泽,等.中国泌尿外科和男科疾病诊断治疗指南（2019 版）[M].北京：人民卫生出版社.

［2］金纪忠,丁滔,韩跃辅,等.上尿路结石合并肾盂癌的诊治（附 6 例报告)[J].临床泌尿外科杂志,2017,32(7)：554－556.

［3］钱汉松.肾盂癌诊治 15 例报告[J].中国实用医药,2008,3(1)：117－118.

［4］周悦玲,丁峰,李雪竹.泌尿系结石的成石机制及药物治疗[J].上海医药,2019,40(17)：3－6,36.

［5］乔庐东,杜震,郑波,等.泌尿系结石病人治疗中抗菌药物的应用[J].临床外科杂志,2019,27(2)：97－99.

［6］刘卓,刘继红.泌尿系统结石治疗药物研究进展[J].医药导报,2011,30(1)：34－37.

［7］陈星,郭剑明.代谢综合征与肾结石关系的研究进展[J].复旦学报（医学版）,2013,40(6)：752－756.

［8］叶章群.刘浩然.泌尿系结石的诊断治疗进展[J].临床外科杂志,2017,25(2)：85－88.

［9］史晓旭,张育军,张爱民,等.输尿管结石的中医中药治疗研究进展[J].现代中西医结合杂志,2020,29(4)：443－447.

［10］邹永胜.怎样预防泌尿系结石复发[J].家庭医师,2019,22(9)：40.

［11］李金蓉,蒙有轩,廖君娟,等.泌尿系结石复发病人饮水习惯调查[J].护理研究,2017,31(36)：4691－4693.

［12］曾琼娥,袁龙梅,黎艳艳,等.城镇居民对泌尿系结石相关认知及健康需求的调查[J].护理研究,2008,(30)：2740－2741.

［13］张海红,孙玉梅,苏叶,等.晨尿与 24 h 尿液成分的一致性分析[J].中

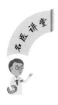

华现代护理杂志,2018,24(32):3900-3904.

[14] García Fadrique G，Budía A，Climent L，et al. Adherence to the European Association of Urology Guidelines Regarding the Therapeutic Indications for the Treatment of Urinary Lithiasis：A Spanish Multicenter Study [J]. Urol Int, 2019,103(2)：137-142.

[15] Noureldin YA, Elkoushy MA, Andonian S. Changes in Urolithiasis Referral Patterns for Shock Wave Lithotripsy over a Decade：Was There Adherence to AUA/EAU Guidelines? [J]. Curr Urol, 2015, 8(3)：144-148.

[16] Türk C, Petřík A, Sarica K, et al. EAU Guidelines on Interventional Treatment for Urolithiasis [J]. Eur Urol, 2016,69(3)：475-482.

[17] Türk C, Petřík A, Sarica K, et al. EAU Guidelines on Diagnosis and Conservative Management of Urolithiasis [J]. Eur Urol, 2016, 69(3)：468-474.

[18] Zumstein V, Betschart P, Abt D, et al. Surgical management of urolithiasis-a systematic analysis of available guidelines [J]. BMC Urol, 2018,18(1)：25.

[19] 双剑博,陈颖虎,聂岁锋.复发性泌尿系结石患者 24 h 尿枸橼酸盐含量的病例对照研究及结石成分分析[J].临床泌尿外科杂志,2014, 29(2)：108-112.

[20] 何群,张晓春,那彦.284 例泌尿系结石成分分析与代谢评价[J].中华泌尿外科杂志,2005,26(11)：761-764.

[21] 邓耀良,蒙勇燕.泌尿系结石特发性草酸钙结石的病因和治疗[J].临床外科杂志,2011,19(2)：76-77.

[22] 朱磊,王雷.枸橼酸氢钾钠降低双 J 管继发管壁沉积结石危险性研究[J].中华实验外科杂志,2011,28(11)：1950-1951.

[23] 王天,陈桃,蔡琪.非布司他联合枸橼酸钾缓释片治疗痛风及高尿酸血症肾结石疗效[J].实用医学杂志,2020,36(2)：224-228.

[24] 刘英,王志勇,杨德慧.枸橼酸钾对大鼠肾草酸钙结石形成的影响[J].中国老年学杂志,2018,38(17)：4230-4232.

[25] Unno R, Taguchi K, Okada A, et al. Potassium-sodium citrate prevents the development of renal microcalculi into symptomatic stones in calcium stone-forming patients [J]. Int J Urol, 2017,

24(1)：75 - 81.

[26] Barbera M，Tsirgiotis A，Barbera M，et al. The importance of potassium citrate and potassium bicarbonate in the treatment of uric acid renal stones［J］. Arch Ital Urol Androl，2016，88(4)：341 - 342.

[27] Zumstein V，Betschart P，Abt D，et al. Surgical management of urolithiasis systematic analysis of available guidelines［J］. BMC Urol，2018，18(1)：25.

[28] 蓝创歆,陈康,徐绍洪,等.枸橼酸钾防治泌尿系结石的研究进展［J］.临床泌尿外科杂志,2015,30(12)：1142 - 1145.

[29] 何笑凯,康郑军,柴蕴珠.三种手术方案治疗复杂性输尿管上段结石疗效、安全性及经济性对比分析［J］.广东医学,2018,39(11)：1705 - 1707.

[30] Jiang H，Yu Z，Chen L，et al. Minimally Invasive Percutaneous Nephrolithotomy versus Retrograde Intrarenal Surgery for Upper Urinary Stones：A Systematic Review and Meta-Analysis ［J］. Biomed Res Int，2017，7(3)：1 - 14.

[31] Sebaey A，Khalil MM，Soliman T，et al. Standard versus tubeless mini-percutaneous nephrolithotomy：A randomised controlled trial ［J］. Arab J Urol，2016，14(1)：18 - 23.

[32] Xun Y，Wang Q，Hu H，et al. Tubeless versus standard percutaneous nephrolithotomy：an update meta-analysis ［J］. BMC Urol，2017，17(1)：102.

[33] Hyams ES，Monga M，Pearle MS，et al. A Prospective，Multi-Institutional Study of Flexible Ureteroscopy for Proximal Ureteral Stones Smaller than 2 cm ［J］. 2015，193(1)：165 - 169.

[34] 廖肇州,袁野,蒋立,等.输尿管软镜碎石与经皮肾镜碎石治疗肾盂结石的对比研究［J］.重庆医学,2017,46(22)：3090 - 3091.

[35] 吕金东,李书铃,汤元杰,等.ESWL治疗输尿管中段结石疗效分析［J］.中国现代医学杂志,2010,20(9)：1375 - 1376,1379.

[36] 吕金东,汤元杰,张丽,等.门诊急诊ESWL治疗输尿管结石伴肾绞痛疗效分析［J］.现代预防医学,2013,40(6)：1198.

[37] 蒋立,罗生军,杨磊.输尿管软镜碎石术后SIRS发生与结石成分的相

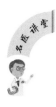

关性分析[J].重庆医学,2017,46(25):3489-3490,3493.

[38] Sugihara T, Yasunaga H, Horiguchi H, et al. A nomogram predicting severe adverse events after ureteroscopic lithotripsy:12372 patients in a Japanese national series [J]. BJU Int,2013,111(3):459-466.

[39] 顾燕,姜宁,李健,等.体外冲击波碎石和输尿管镜钬激光碎石治疗输尿管上段结石疗效对比.实用医学杂志,2018,34(24):4123-4126.

[40] 王琦,阳超琴,陈岳,等.输尿管结石患者继发输尿管息肉危险因素分析[J].天津医科大学学报,2019,25(4):378-381.

[41] 孟庆军,解军委,邢晶伟,等.腹腔镜治疗复杂性输尿管中上段结石的疗效探讨[J].临床泌尿外科杂志,2014,29(6):505-507.

[42] Legemate JD, Wijnstok NJ, Matsuda T, et al. Characteristics and outcomes of ureteroscopic treatment in 2650 patients with impacted ureteral stones [J]. World J Urol,2017,35(10):1497-1506.

[43] Alexander B, Fishman AI, Grasso M. Ureteroscopy and laser lithotripsy:technologic advancements [J]. World J Urol,2015,33(2):247-256.

[44] 刘杰,薛江辉,冉光勇,等.同侧两根双J管引流在结石伴息肉导致输尿管狭窄患者中的应用[J].中华腔镜泌尿外科杂志(电子版),2019,13(4):251-254.

[45] 李柳林,孔垂泽,刘贤奎,等.输尿管镜下逆行球囊扩张术治疗良性输尿管狭窄的临床研究[J].中华腔镜泌尿外科杂志(电子版),2019,13(2):85-90.

[46] 刘若旦,张浩,罗云,等.24F球囊扩张治疗输尿管狭窄的疗效及安全性评价[J].中华腔镜泌尿外科杂志(电子版),2017,11(4):24-27.

[47] 王少刚,席启林,叶章群,等.腔内钬激光治疗输尿管息肉101例报告[J].中华泌尿外科杂志,2007,28(8):526-528.

[48] Lu C, Zhang W, Peng Y, et al. Endoscopic Balloon Dilatation in the Treatment of Benign Ureteral Strictures:A Meta-Analysis and Systematic Review [J]. J Endourol,2019,33(4):255-262.

[49] Lucas JW, Ghiraldi E, Ellis J, et al. Endoscopic Management of Ureteral Strictures:an Update [J]. Curr Urol Rep,2018,19(4):24.

[50] 谢旭敏,潘铁军.经皮肾镜取石术后尿源性脓毒血症的危险因素分析

[J]. 中华泌尿外科杂志,2015,36(1)：50－53.

[51] 贾灵华,王金根. 经皮肾镜取石术相关尿源性脓毒症的研究进展
[J]. 中华泌尿外科杂志,2012,33(4)：312－315.

[52] 关升,唐喆,田洪雨,等. 尿脓毒症的诊治进展[J]. 中华临床感染病杂
志,2012,5(2)：118－123.

[53] 孙西钊,吕建林,叶章群. 泌尿系感染性结石的病因和诊治[J]. 中华
泌尿外科杂志,2010,31(2)：141－143.

[54] 向松涛,王树声,甘澍,等. 经皮肾镜取石术后尿脓毒症休克的诊治特
点分析[J]. 中华泌尿外科杂志,2010,31(8)：520－523.

[55] 陈敏,杨军,鞠文,等. 不同生理阶段女性下尿路感染治疗的研究
[J]. 临床泌尿外科杂志,2004,19(11)：649－651.

[56] Benson AD, Juliano TM, Miller NL. Infectious outcomes of
nephrostomy drainage before percutaneous nephrolithotomy compared
to concurrent access [J]. J Urol, 2014,192(3)：770－774.

[57] Korets R, Graversen JA, Kates M, et al. Post-percutaneous
nephrolithotomy systemic inflammatory response：a prospective
analysis of preoperative urine, renal pelvic urine and stone cultures
[J]. J Urol, 2011,186(5)：1899－1903.

[58] 邱来春,王金霞,王先技,等. 经皮肾镜碎石术后患者尿源性脓毒血症
的影响因素分析[J]. 中华医院感染学杂志,2018,28(6)：896－899.

[59] 余家俊,郭永连,李国灏,等. 肾输尿管腔内微创术后尿源性脓毒血症
患者临床治疗效果及诱发感染的相关因素分析[J]. 中华医院感染学
杂志,2016,26(9)：2102－2104.

[60] 姚远,王伟,周毅,等. 血清降钙素原与C-反应蛋白及血常规检测诊
断尿源性脓毒血症的评价[J]. 中华医院感染学杂志,2015,20：4659－
4661.

[61] Sen V, Bozkurt IH, Aydogdu O, et al. Significance of preoperative
neutrophil-lymphocyte count ratio on predicting postoperative sepsis
after percutaneous nephrolithotomy [J]. Kaohsiung J Med Sci, 2016,
32(10)：507－513.

[62] Jiang K, Tang K, Xu H, et al. Retroperitoneoscopy Technique-
Assisted Percutaneous Nephrolithotomy for Complexity Horseshoe
Kidney with Renal Stones [J]. Urol Int, 2016,97(3)：285－291.

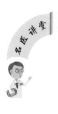
［63］刘佳,谷现恩.输尿管支架在泌尿外科中的应用［J］.中国临床医师,2013,41(4)：16-17.

［64］张跃辉,施国伟,王洋,等.前列腺增生并发膀胱结石形成原因探讨［J］.现代泌尿外科杂志,2012,17(3)：272-277.

［65］邱智,吴栗洋,王伟,等.经尿道前列腺电切术联合气压弹道碎石治疗前列腺增生合并膀胱结石的中长期随访报告［J］.中国微创外科杂志,2019,19(5)：385-393.

［66］那彦群,郭震华.实用泌尿外科学［M］.北京：人民卫生出版社,2009.

［67］吴阶平.吴阶平泌尿外科学［M］.济南：山东科学技术出版社,2003.

［68］叶章群,邓耀良,董诚.泌尿系结石［M］.北京：人民卫生出版社,2003.

［69］孙西钊.医学冲击波［M］.北京：中国科学技术出版社,2006.

［70］王祥林,刘成倍,徐伟.输尿管镜下钬激光治疗儿童膀胱结石［J］.中国内镜杂志,2007,13(7)：759-760.

［71］宣寒青,陈奇,仲海,等.超细经皮肾镜平台辅助下"可视"技术在经皮肾镜取石术中的应用［J］.临床泌尿外科杂志,2017,32(12)：918-922.

［72］李武学,许长宝,赵兴华,等.改良 RUSS 肾结石评分预测输尿管软镜术后结石清除率的可行性［J］.中华泌尿外科杂志,2019,40(11)：843-848.

［73］朱澄村,饶婷,程帆,等.输尿管软镜碎石术治疗孤立肾肾结石的有效性和安全性分析［J］.中华泌尿外科杂志,2019,40(4)：281-284.

［74］罗生军,胡豪,胡代星,等.S.O.L.V.E.评分系统预测输尿管软镜术后结石清除率的临床应用价值［J］.中华泌尿外科杂志,2018,39(9)：661-666.

［75］朱池海,廖邦华,朱育春,等.输尿管软镜钬激光碎石术后石街的发生率及其危险因素分析［J］.现代泌尿外科杂志,2015,20(8)：561-565,576.

［76］李尧,李权,何奇瑞,等.输尿管软镜下钬激光碎石术后输尿管石街形成的处理时机［J］.中国微创外科杂志,2020,20(1)：39-41.

［77］周建军,蒋宏毅.输尿管软镜手术与微通道经皮肾镜取石术治疗2.0～3.0 cm 上尿路结石的对比研究［J］.中国内镜杂志,2020,26(1)：62-69.

［78］贾宏亮,李循,曾国华,等.超微经皮肾镜取石术与逆行输尿管软镜手术治疗儿童上尿路结石的对比研究［J］.中华泌尿外科杂志,2018,39(12)：885－889.

［79］刘亮程,滕东海,黄贵闽,等.肾结石评分分级系统对预测 PCNL 术后结石清除率的对比分析［J］.现代泌尿外科杂志,2017,22(10)：756－760,806.

［80］叶利洪,李雨林,李王坚,等.肾下盏解剖结构对输尿管软镜下钬激光碎石治疗肾下盏结石疗效的影响［J］.中华泌尿外科杂志,2013,(1)：24－27.

［81］倪大伟,席俊华,吴畏,等.经皮肾镜取石术和输尿管软镜碎石术治疗孤立肾结石有效性和安全性的 Meta 分析［J］.中国医药导报,2019,16(3)：57－61.

［82］吴猛,刘良兵,易东风.软性输尿管镜钬激光碎石术与经皮肾镜碎石取石术治疗直径≤2cm 肾结石 5 年回顾性分析［J］.临床外科杂志,2017,25(6)：469－471.

［83］林剑峰,梁福律,郑建忠,等.S.T.O.N.E.评分系统和 Guy's 分级法预测经皮肾镜碎石效果的比较［J］.现代泌尿外科杂志,2017,22(7)：522－526,529.

［84］夏利刚,夏建宇,费绪家,等.后腹腔镜下肾窦内肾盂切开取石术治疗复杂肾结石的临床研究［J］.临床外科杂志,2014,(11)：812－814.

［85］Legemate JD, Wijnstok NJ, Matsuda T, et al. Characteristics and outcomes of ureteroscopic treatment in 2650 patients with impacted ureteral stones ［J］. World J Urol, 2017,35(10)：1497－1506.

［86］Ge H, Zheng X, Na Y, et al. Bilateral Same-Session Ureteroscopy for Treatment of Ureteral Calculi: A Systematic Review and Meta-Analysis ［J］. J Endourol, 2016,30(11)：1169－1179.

［87］Ulker V, Cakmak O, Yucel C, et al. The efficacy and safety of bilateral same-session ureteroscopy with holmium laser lithotripsy in the treatment of bilateral ureteral stones ［J］. Minerva Urol Nefrol, 2019,71(2)：174－180.

［88］Ito H, Kuroda S, Kawahara T, et al. Preoperative factors predicting spontaneous clearance of residual stone fragments after flexible ureteroscopy ［J］. Int J Urol, 2015,22(4)：372－377.

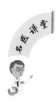
［89］郜小帅,陈云天,冯师健,等. 微通道经皮肾镜取石术与输尿管软镜碎石术治疗肾下盏结石的 Meta 分析［J］. 中华泌尿外科杂志,2017,38(4)：299－304.

［90］中华医学会泌尿外科分会,中国泌尿系结石联盟. 软性输尿管镜术中国专家共识［J］. 中华泌尿外科杂志,2016,37(8)：561－565.

［91］Xiao Y，Li D，Chen L，et al. The R. I. R. S. scoring system：An innovative scoring system for predicting stone-free rate following retrograde intrarenal surgery［J］. BMC Urol，2017,17(1)：105.

［92］程跃,谢国海,严泽军,等. 逆行输尿管软镜联合可视微通道经皮肾镜一期治疗鹿角形肾结石的临床分析［J］. 中华泌尿外科杂志,2016,2：127－130.

［93］Leng S，Xie D，Zhong Y，et al. Combined Single-Tract of Minimally Percutaneous Nephrolithotomy and Flexible Ureteroscopy for Staghorn Calculi in Oblique Supine Lithotomy Position［J］. Surg Innov，2018,25(1)：22－27.

［94］Zhu Z，Cui Y，Zeng H，et al. Suctioning versus traditional minimally invasive percutaneous nephrolithotomy to treat renal staghorn calculi：A case-matched comparative study［J］. J Surg，2019,72：85－90.

［95］Sari S，Ozok HU，Topaloglu H，et al. The Association of a Number of Anatomical Factors with the Success of Retrograde Intrarenal Surgery in Lower Calyceal Stones［J］. Urol J，2017,14(4)：4008－4014.

［96］杨嗣星,熊云鹤. 上尿路结石治疗围手术期实验室检查的方法及意义［J］. 微创泌尿外科杂志,2015,(2)：123－128.

［97］曾国华,麦赞林,夏术阶,等. 中国成年人群尿石症患病率横断面调查［J］. 中华泌尿外科杂志,2015,36(7)：528－532.

［98］Li JK，Teoh JY，Ng CF. Updates in endourological management of urolithiasis［J］. Int J Urol，2019,26(2)：172－183.

［99］Inoue T，Okada S，Hamamoto S，et al. Current trends and pitfalls in endoscopic treatment of urolithiasis［J］. Int J Urol，2018,25(2)：121－133.

［100］Skolarikos A. Medical treatment of urinary stones［J］. Curr Opin

Urol，2018，28(5)：403 - 407.

［101］Mugiya S. Guidelines on urolithiasis：update of diagnosis and treatment［J］. Hinyokika Kiyo，2012，58(12)：703 - 706.

［102］Chabannes É，Bensalah K，Carpentier X，et al. Management of adult's renal and ureteral stones. Update of the Lithiasis Committee of the French Association of Urology（CLAFU）. General considerations ［J］. Prog Urol，2013，23(16)：1389 - 1399.

［103］Ludwig WW，Matlaga BR. Urinary Stone Disease：Diagnosis，Medical Therapy，and Surgical Management［J］. Med Clin North Am，2018，102(2)：265 - 277.

［104］车建平，王光春，郑军华，等.坦索罗辛和肾石通颗粒治疗输尿管下段小结石疗效比较［J］.重庆医学,2011,40(12 supply 2)：59 - 62.

［105］王光春，朱崴，黄建华，等. 经皮肾镜取石术后发热的危险因素好防治措施［J］.临床与病理杂志,2015,35(4)：573 - 577.

［106］王光春，周婷婷，刘敏，等. 超声引导经皮肾镜取石术治疗孤立肾肾结石的安全性分析［J］.临床与病理杂志,2015,35(4)：578 - 581.

［107］王光春，郑军华，许云飞，等. 经皮肾镜取石术在高危肾结石患者中的安全性研究［J］.中华腔镜泌尿外科杂志(电子版),2010,4(5)：357 - 361.

［108］Wang K，Wang G，Shi H，et al. Analysis of the clinical effect and long-term follow-up results of retroperitoneal laparoscopic ureterolithotomy in the treatment of complicated upper ureteral calculi （report of 206 cases followed for 10 years）［J］. Int Urol Nephrol，2019，8：10

［109］Skolarikos A，Ghani KR，Seitz C，et al. Medical Expulsive Therapy in Urolithiasis：A Review of the Quality of the Current Evidence ［J］. Eur Urol Focus，2017，3(1)：27 - 45.

［110］De Coninck V，Antonelli J，Chew B，et al. Medical Expulsive Therapy for Urinary Stones：Future Trends and Knowledge Gaps ［J］. Eur Urol，2019，76(5)：658 - 666.

［111］Goka SQ，Copelovitch L. Prevention of recurrent urinary stone disease［J］. Curr Opin Pediatr，2020，32(2)：295 - 299.

［112］Shu X，Calvert JK，Cai H，et al. Plant and Animal Protein Intake

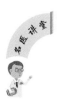

and Risk of Incident Kidney Stones：Results from the Shanghai Men's and Women's Health Studies［J］. J Urol，2019,202（6）：1217－1223.

［113］ Saenko VS，Pesegov SV，Frolova EA. Role of drinking and dietary factors in effective dissolution therapy and recurrence prevention of uric acid kidney stones［J］. Urologiia，2019,（2）：113－118.

［114］ D'Alessandro C，Ferraro PM，Cianchi C，et al. Which Diet for Calcium Stone Patients：A Real-World Approach to Preventive Care ［J］. Nutrients，2019,11(5)：pii：E1182.

［115］ Sas DJ. Dietary risk factors for urinary stones in children［J］. Curr Opin Pediatr，2020,32(2)：284－287.

［116］ Nirumand MC，Hajialyani M，Rahimi R，et al. Dietary Plants for the Prevention and Management of Kidney Stones：Preclinical and Clinical Evidence and Molecular Mechanisms ［J］. Int J Mol Sci，2018,19(3). pii：E765.

［117］ Krieger NS，Grynpas M，VandenEynde A，et al. Low Sodium Diet Decreases Stone Formation in Genetic Hypercalciuric Stone-Forming Rats［J］. Nephron，2019，142(2)：147－158.

［118］ Li K，Wang XF，Li DY，et al. The good，the bad，and the ugly of calcium supplementation：a review of calcium intake on human health［J］. Clin Interv Aging，2018,13：2443－2452.

［119］ Shu X，Cai H，Xiang YB，et al. Green tea intake and risk of incident kidney stones：Prospective cohort studies in middle-aged and elderly Chinese individuals［J］. Int J Urol，2019，26（2）：241－246.

［120］ Peerapen P，Thongboonkerd V. Caffeine in Kidney Stone Disease：Risk or Benefit?［J］. Adv Nutr，2018,9(4)：419－424.

［121］ Doizi S，Poindexter JR，Pearle MS，et al. Impact of Potassium Citrate vs Citric Acid on Urinary Stone Risk in Calcium Phosphate Stone Formers［J］. J Urol，2018,200(6)：1278－1284.

［122］ 陈孝平. 外科学［M］. 北京：人民卫生出版社,2005.

［123］ 吴在德. 外科学［M］. 北京：人民卫生出版社,2005.

［124］ Zhang H，Hong TY，Li G，et al. Comparison of the Efficacy of

Ultra-Mini PCNL, Flexible Ureteroscopy, and Shock Wave Lithotripsy on the Treatment of 1 – 2 cm Lower Pole Renal Calculi [J]. Urol Int, 2019,102(2): 153 – 159.

[125] Desai JD. Prospective outcomes of 11 – 13Ch. ultra-mini percutaneous nephrolithotomy (UMP): A consecutive cohort study [J]. Arch Esp Urol, 2017,70(1): 202 – 210.

[126] Sofimajidpour H, Zarei B, Rasouli MA, et al. Ultra-Mini-Percutaneous Nephrolithotomy for the Treatment of Upper Urinary Tract Stones Sized between 10 – 20 mm in Children Younger Than 8 Years Old [J]. Urol J, 2020,17(2): 139 – 142.

[127] Ferraro PM, Ticinesi A, Meschi T, et al. Short-Term Changes in Urinary Relative Supersaturation Predict Recurrence of Kidney Stones: A Tool to Guide Preventive Measures in Urolithiasis [J]. J Urol, 2018,200(5): 1082 – 1087.

[128] Penniston KL, Nakada SY. Updates in the Metabolic Management of Calcium Stones [J]. Curr Urol Rep, 2018,19(6): 41.

[129] Seeger H, Kaelin A, Ferraro PM, et al. Changes in urinary risk profile after short-term low sodium and low calcium diet in recurrent Swiss kidney stone formers [J]. BMC Nephrol, 2017,18(1): 349.

[130] Hall JA, Brockman JA, Davidson SJ, et al. Increased dietary long-chain polyunsaturated fatty acids alter serum fatty acid concentrations and lower risk of urine stone formation in cats [J]. PLoS One, 2017,12(10): e0187133.

[131] Ferraro PM, Taylor EN, Gambaro G, et al. Dietary and Lifestyle Risk Factors Associated with Incident Kidney Stones in Men and Women [J]. J Urol, 2017,198(4): 858 – 863.

[132] Zeng G, Mai Z, Xia S, et al. Prevalence of kidney stones in China: an ultrasonography based cross-sectional study [J]. BJU Int, 2017, 120(1): 109 – 116.

[133] Jung H, Andonian S, Assimos D, et al. Urolithiasis: evaluation, dietary factors, and medical management: an update of the 2014 SIU-ICUD international consultation on stone disease [J]. World J Urol, 2017,35(9): 1331 – 1340.

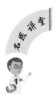
[134] Hsi RS，Sanford T，Goldfarb DS，et al. The Role of the 24-Hour Urine Collection in the Prevention of Kidney Stone Recurrence [J]. J Urol，2017，197(4)：1084 - 1089.

[135] Ferraro PM，Mandel EI，Curhan GC，et al. Dietary Protein and Potassium，Diet-Dependent Net Acid Load，and Risk of Incident Kidney Stones [J]. Clin J Am Soc Nephrol，2016，11(10)：1834 - 1844.

[136] 李文莲.不同跳跃方式对促进输尿管结石排出的效果观察[J].上海护理,2017,17(4)：48 - 50.

[137] 张欣红,秦岩,苏秋菊,等.运动方式指导对体外震波碎石术后排石效果的影响[J].中华护理杂志,2004,39(11)：804 - 806.